PETIT PRÉCIS
DE
PARASITOLOGIE

PAR

LHOBAMAR

AVEC 26 FIGURES DANS LE TEXTE

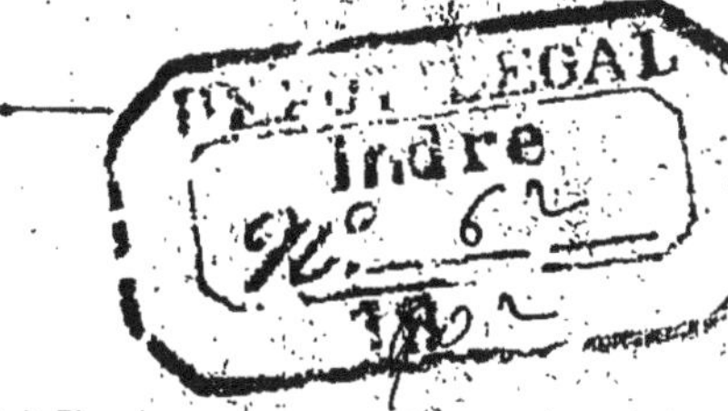

PARIS
A. MALOINE, ÉDITEUR
23-25, RUE DE L'ÉCOLE-DE-MÉDECINE, 23-25

1902

PETIT PRÉCIS

DE

PARASITOLOGIE

PETIT PRÉCIS

DE

PARASITOLOGIE

PAR

LHOBAMAR

AVEC 26 FIGURES DANS LE TEXTE

PARIS
A. MALOINE, ÉDITEUR
23-25, RUE DE L'ÉCOLE-DE-MÉDECINE, 23 25

1902

PRÉFACE

En écrivant ces notes, nous n'avons pas eu la prétention de faire un traité de parasitologie. Nous avons voulu faire œuvre utile et donner aux étudiants en médecine les moyens de s'initier à une science frappée jusqu'ici par eux d'un ostracisme manifeste. Les ouvrages qu'ils ont à leur disposition sont des traités magistraux mais fort volumineux qui épouvantent les novices. Nous avons cru qu'il était possible d'exposer, sous une forme concise, mais claire, les notions qu'il est indispensable à un étudiant, de connaître en parasitologie. C'est avec intention que nous avons laissé de côté l'étude des bactéries, estimant qu'elle exige un développement beaucoup plus considérable qui n'aurait pu trouver place dans ce modeste travail.

Pour la clarté de la description, nous avons

adopté la classification naturelle, certains parasites se rencontrant à la fois dans plusieurs organes et ne pouvant par cela même être classés à un point de vue strictement médical.

De nombreuses figures, aussi schématiques que possible, compléteront dans une certaine mesure les descriptions du texte.

Ecrit d'après les observations et les expériences les plus récentes de nos maîtres, puisse cet ouvrage faciliter aux jeunes travailleurs l'étude si négligée et pourtant si intéressante de la parasitologie !

INTRODUCTION

Ce sera une des gloires du XIXe siècle d'avoir mis en lumière le rôle des agents animés dans la genèse des maladies. Sans paradoxe on peut dire que la parasitologie a révolutionné la science médicale... N'est-ce pas elle qui a montré le rôle des végétaux inférieurs ? N'est-ce pas grâce à elle que la médecine, abandonnant les vieilles théories, est entrée dans une voie vraiment scientifique ? N'est-ce pas elle enfin qui a simplifié les moyens de traitement en nous montrant quelles étaient les causes réelles des troubles morbides ?

La pathologie exotique en particulier doit

beaucoup à la parasitologie. Grâce à la nouvelle science, bien des maladies dont la nature était restée douteuse ont été mieux connues. Leur étiologie, obscure jusque-là, a été élucidée et la thérapeutique en a profité.

Dans la première partie de cet ouvrage nous décrirons les parasites végétaux à l'exception des bactéries. Dans la deuxième partie nous ferons l'étude des parasites animaux.

PREMIÈRE PARTIE

PARASITES VÉGÉTAUX

Si l'on excepte les bactéries, végétaux d'ordre inférieur dont l'étude ne rentre pas dans le cadre de cet ouvrage, les parasites de l'homme appartenant au règne végétal sont peu nombreux. Quelques-uns produisent chez lui des maladies fort graves telles que l'Aspergillose, l'Actinomycose, le pied de Madura. Un grand nombre déterminent des dermatoses qui ont toutes pour caractéristique d'être longues et difficiles à guérir ; citons la trichophytie, le favus, la pelade.

Nous étudierons spécialement parmi les parasites végétaux :

1° L'Aspergillus fumigatus ;

2° L'Actinomyces bovis ;
3° Le Nocardia Maduræ ;
4° Le Trichophyton tonsurans ;
5° L'Achorion Schœnleini ;
6° Le Microsporon Audouini ;
7° Le Microsporon tenüi ;
8° Le Microsporon furfur ;
9° Le Saccharomyces albicans.

Aspergillus fumigatus.

Ce parasite occasionne chez l'homme l'Aspergillose, sorte de tuberculose que l'on n'a rencontrée jusqu'ici que chez les gaveurs de pigeons et les peigneurs de cheveux.

Rénon, ancien interne de Dieulafoy, l'a bien étudiée dans sa thèse (1893).

L'Aspergillus fumigatus est constitué par un Mycelium, formé de filaments incolores et cloisonnés. Quelques-uns de ces filaments sont terminés par des têtes globuleuses qui donnent naissance à des spores, vertes ou brunes suivant les milieux.

Si l'on injecte des spores d'Aspergillus dans la veine axillaire d'un oiseau, d'un pigeon par exemple, l'animal meurt au bout de trois ou quatre jours. Si au contraire on les lui fait respirer il succombe en quinze jours.

Rare chez les mammifères, l'Aspergillus fumigatus revêt chez ceux-ci la forme d'une phtisie chronique ou encore celle d'une septicémie hémorrhagique (Leucet).

Les spores de l'Aspergillus se rencontrent à la surface des graines : on les trouve aussi dans la salive de sujets sains. Fait important : l'Aspergillus ne produit pas de toxines dans l'économie.

Comment se fait l'infection chez l'homme ?

Les gaveurs de pigeons se remplissent la bouche de graines de millet ou de vesce et les mâchent jusqu'à en faire une sorte de bouillie. Puis mettant le bec du pigeon dans leur bouche, ils injectent cette bouillie à l'oiseau pour le suralimenter. Les spores d'Aspergillus qui, nous l'avons vu, se trouvent à la surface des graines pénètrent ainsi dans l'économie. Pour peu qu'elles rencontrent du côté des poumons un terrain favorable, préparé par des phlegmasies antérieures, elles déterminent la production de tubercules analogues à ceux de la tuberculose bacillaire de Koch. Ces tubercules peuvent se caséifier ou passer à l'état fibreux. S'ils se ramollissent, leur évolution produit chez nous tous les symptômes d'une tuberculose à marche chronique. On ne peut faire le diagnostic que par l'examen microscopique des crachats.

Quant aux peigneurs de cheveux, il est probable qu'ils sont contaminés par la farine qu'ils répandent sur les cheveux pour les dégraisser. Cette farine contient en effet beaucoup de spores d'Aspergillus.

Actinomyces bovis.

Syn. : *Dyscomyces bovis.*

Ce champignon que l'on savait depuis longtemps être un parasite du bœuf, chez lequel il détermine des ostéo-sarcomes des maxillaires, fut rencontré pour la première fois chez l'homme par James Israël de Berlin.

Etudié par Rivolta en 1876, par Harz en 1877, il s'est vu consacrer en 1898 un magistral traité par deux professeurs de Lyon, Poncet et Bérard.

L'Actinomyces bovis produit chez l'homme une maladie spéciale à laquelle on a donné et nom d'Actinomycose. Celle-ci affecte des formes variables avec son siège.

La forme thoracique évolue comme une maladie aiguë du poumon : le lobe inférieur est surtout pris. Quelquefois cependant la marche est insidieuse.

La forme abdominale détermine de l'appendicite.

La forme osseuse est analogue à la tuberculose osseuse.

La forme cutanée se rencontre au visage et aux mains.

La forme linguale est caractérisée par des tumeurs indolores, difficiles à différencier de gommes syphilitiques.

L'Actinomycose a surtout été observée en Autriche, en Russie, en Allemagne. En France elle est relativement rare : on l'a rencontrée dans les départements du Rhône, de la Savoie, du Nord. Le docteur Meunier, de Tours, en a trouvé quelques cas dans l'Indre-et-Loire.

L'Actinomyces bovis vit sur les céréales (orge,

seigle ou blé) ; il est probable que l'infection se fait lorsqu'on se pique avec des épis de graminées.

Le parasite se rencontre dans le pus des ulcères actinomycosiques. Ce pus contient des grains sableux, caractéristiques, ayant la dimension de 0 mm. 1 à 1 mm. Si l'on écrase un grain sur une lame dans de la potasse à 40 % et qu'on l'examine au microscope on l'aperçoit formé :

1° Au centre par un mycelium tellement enche vêtré qu'il apparaît comme feutré ;

2° A la périphérie par une série d'éléments en forme de massue, à grosse extrémité tournée en dehors. Ces éléments sont orientés en sens radiaire, autour du mycelium central.

Dans l'organisme animal, l'Actinomyces bovis se reproduit par scissiparité. Sur les graminées au contraire, la reproduction se fait par spores.

L'Actinomyces bovis a été cultivée récemment sur blanc d'œuf et sur bouillon par Sauvageot et Radel.

Nocardia Maduræ

Découvert par H. I. Carter en 1862, ce parasite détermine une affection particulière connue sous le nom de pied de Madura, mical ou encore mycétone.

Kaempfer en 1712 a donné une bonne description de la maladie. A un moment donné le pied devient le siège d'un empâtement indolore. Quelque temps après il se recouvre de petites tumeurs du volume d'une noisette qui bientôt se ramollissent, s'ulcèrent et donnent naissance à un ichor fétide. Cet ichor contient des grains sableux de couleur et de taille variables.

La maladie évolue sans fièvre, sans douleur : elle peut frapper quelquefois, mais rarement, le genou. Il en existe deux variétés basées sur la couleur des corpuscules du pus.

Dans la variété jaune, les grains ont l'aspect et la couleur de ceux de l'Actinomycose.

La variété noire est moins fréquente que la jaune. Elle serait due selon les uns à un bacille spécial, selon les autres à un parasite voisin de celui de la variété jaune.

Le Nocardia Maduræ vit comme l'Actinomyces à la surface de certains végétaux, en particulier de l'Acacia Arabica. Il est probable que c'est en se piquant avec les épines de cet arbre que l'on s'inocule le parasite.

Le Nocardia Maduræ se rencontre surtout dans l'Indoustan. On l'a trouvé aussi en Algérie et au Sénégal.

Trichophyton tonsurans.

Le Trichophyton tonsurans a été découvert par Malmsten. C'est un champignon qui produit chez l'homme des lésions cutanées désignées sous le nom générique de Trichophyties.

Le Trichophyton tonsurans attaque :

1° Le cuir chevelu (teigne tondante) ;

2° La barbe (sycosis parasitaire) ;

3° Les parties glabres (herpès circiné) ;

4° Les ongles (onychomycose trichophytique).

Le parasite est formé d'un mycélium de filaments enchevêtrés. Parmi ces filaments, les uns, courts, se fragmentent par cloisonnement transversal pour donner naissance à des spores.

Le Trichophyton tonsurans se présente sous deux formes : le Trichophyton à grosses spores et celui à petites spores.

On n'observe jamais de passage d'une forme à l'autre.

Le Trichophyton à grosses spores se rencontre surtout chez l'enfant où il a pour siège de prédilection le cuir chevelu.

Le Trichophyton à petites spores a ceci de particulier qu'il est très rebelle au traitement.

Le Trichophyton se rencontre non seulement chez l'homme, mais encore chez le bœuf, le cheval, le lapin, la souris, le chat.

Tandis que la teigne tondante se voit surtout chez les enfants, les autres formes de trichophyties sont l'apanage des adultes.

A l'inverse du favus, la trichophytie est plus commune chez les citadins que chez les habitants de la campagne. A l'inverse encore du favus, elle frappe les gens aisés plutôt que les pauvres.

Achorion Schönleini.

Décrit par Schönlein en 1839, l'Achorion Schönleini est l'agent pathogène du favus, dermatose caractérisée par la présence d'éléments spéciaux : les godets faviques, dont les dimensions varient entre 1/2 et 2 centimètres.

L'Achorion Schonleini s'attaque :

1° Au cuir chevelu (teigne faveuse) ;

2° Aux régions piliaires, mais rarement ;

3° Aux régions glabres (favus des parties glabres) ;

4° Aux ongles (onychomycose favique).

Enfin d'après Kundrat, l'Achorion pourrait aussi coloniser dans les viscères.

Le parasite est constitué par un certain nombre de filaments enchevêtrés et ramifiés, se colorant bien par l'Eosine. Dans ce mycélium, se rencontrent les spores disséminées ou réunies en chaînettes.

Les spores s'introduisent sous la peau par une érosion : elles y donnent naissance à des filaments qui s'étendent de proche en proche. Sur toute la partie envahie, la peau est rouge et un peu tuméfiée ; les poils sont secs, ternes et cassants.

Bientôt la base des poils atteints s'entoure de bourrelets qui s'agrandissent à la périphérie, tandis que leur partie centrale se déprime : les godets faviques sont constitués.

L'Achorion Schonleini se cultive dans les milieux ordinaires, en particulier dans le bouillon de veau. Toutefois la diversité des cultures obtenues a conduit certains auteurs à distinguer plusieurs variétés d'Achorion. Quincke, Elsemberg en décrivent deux, Bodin jusqu'à sept.

Ajoutons que les cultures d'Achorion ont une odeur de souris qui les fait aisément reconnaître.

L'Achorion n'est pas spécial à l'espèce humaine : il se développe aussi sur le chien, le chat, le lapin, le rat et la souris. Ces animaux sont susceptibles de le transmettre à l'homme.

Tous les âges lui sont tributaires. Cependant l'enfance, le lymphatisme, la misère, la malpropreté prédisposent à l'infection.

L'Achorion se rencontre plus fréquemment dans les campagnes que dans les villes. Rare en Allemagne et en Autriche, il est assez commun en France notamment dans la Seine-Inférieure, le Pas-de-Calais, l'Hérault, les Côtes-du-Nord. Cependant il résulte des statistiques récentes que le favus est en décroissance dans notre pays.

Microsporon Audouini.

Sous ce nom, Bazin a décrit un parasite végétal très voisin du Trichophyton tonsurans. Pendant longtemps on a cru que la pelade était due à la présence dans l'épiderme de ce champignon. La question est jugée depuis que Sabouraud a découvert en 1897 le micro-bacille de la pelade.

Microsporon tenui.

Syn. : *Microsporon minutissimum.*

Ce parasite détermine dans l'espèce humaine un érythème spécial localisé à la partie supéro-interne de la cuisse (érythrasma). L'érythème, légèrement prurigineux, à limites bien nettes, dépasse rarement la grandeur de la main.

Le Microsporon vit dans la couche cornée de l'épiderme : il est constitué par des filaments excessivement fins au sein desquels se forment les spores.

Pour quelques auteurs, le Microsporon tenui

ne jouerait aucun rôle dans l'étiologie de l'érythrasma.

Microsporon furfur.

Eichsted a le premier décrit le Microsporon furfur en 1846 ; il a découvert que le pityriasis versicolore était dû à l'action de ce parasite.

Le Microsporon furfur est formé de filaments peu flexueux, cloisonnés ou non. Il s'étend entre les lamelles cornées de l'épiderme et végète à la surface des poils sans pénétrer dans leur intérieur. Les spores ont une forme qui se rapproche de celle des globules sanguins.

Le Microsporon furfur se développe chez des gens dont la nutrition se fait mal, en particulier chez des tuberculeux. Il détermine sur la peau des taches de jaune-brun, lisses ou légèrement farineuses. Ces taches se rencontrent au tronc, à la main et aux pieds.

Le parasite peut passer de l'homme aux animaux et inversement. L'incubation est de quatre semaines environ.

Saccharomyces albicans.

C'est l'agent pathogène du muguet, affection fréquente chez les débilités, en particulier chez les enfants athrepsiques.

Le Saccharomyces albicans se développe sur les muqueuses. Son lieu d'élection est la bouche, mais on peut le rencontrer dans le pharynx, l'œsophage, l'estomac, le cœcum, le poumon, la vulve.

Il détermine des plaques formées de cellules épithéliales, enlacées par des filaments qui se cloisonnent à leur extrémité pour former des spores.

Le Saccharomyces albicans se développe bien en milieu acide ; mais des découvertes récentes montrent qu'il peut dans certains cas se développer aussi en milieu alcalin.

DEUXIÈME PARTIE

PARASITES ANIMAUX

CHAPITRE I

Protozoaires.

Les Protozoaires sont dans le règne animal les êtres les plus inférieurs en organisation. Nous décrirons parmi ceux qui sont le plus communément parasites de l'espèce humaine :

1° L'Amœba coli;

2° La Coccidie oviforme;

3° Le Trichomonas vaginalis;

4° Le Balantidium coli;

5° L'Hématozoaire du paludisme.

Amœba coli.

L'Amœba coli a été trouvé pour la première fois dans les selles d'un malade atteint d'inflammation ulcéreuse du gros intestin par Losch en 1875.

L'Amœba coli est une cellule polymorphe de 20 à 30 μ à protoplasma granuleux muni de vacuoles et émettant un ou deux pseudopodes courts et arrondis. (Voir Fig. 1.)

Le noyau unique est clair et nucléolé. L'Amœba

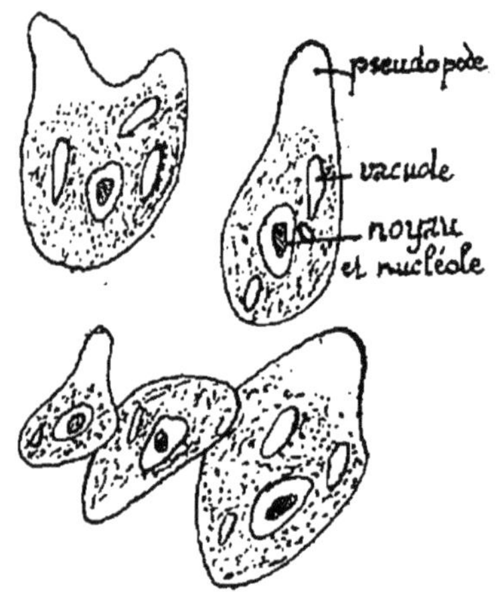

Fig. 1. — Coccidie oviforme.

coli se reproduit par scissiparité et ne paraît vivre que dans un milieu alcalin.

Son mode de pénétration dans l'intestin de l'homme est encore mal élucidé ; l'eau et l'air semblent ses véhicules ordinaires.

On sait peu de chose sur l'importance pathogénique de cet amibe. Trois opinions sont en présence :

1° Les uns avec Flosch font de l'Amœba coli l'élément pathogène de la dysenterie.

2° D'autres auteurs avec Chantemesse et Widal attribuant la dysenterie à un microbe spécial voient simplement dans l'amibe, un hôte qui se multiplierait ou disparaîtrait suivant l'alcalinité ou l'acidité du milieu intestinal.

3° Enfin l'Amœba coli serait un commensal utile dans le travail de la digestion.

Coccidie oviforme.

La Coccidie oviforme se rencontre presque exclusivement chez les lapins domestiques élevés dans de mauvaises conditions d'hygiène. On l'a rencontrée aussi chez le lapin sauvage et dans l'espèce humaine. La première constatation de coccidies chez l'homme est due à Gubler (1858). Depuis Virchow, Dressler, Leuckart ont observé des cas analogues.

La Coccidie habite le foie. Sous son action les conduits biliaires distendus se transforment en poches purulentes contenant des parasites à l'état libre et des cellules épithéliales qui renferment elles-mêmes le parasite à toutes les phases de son évolution.

Ces lésions entravent le fonctionnement de la glande au point d'altérer la nutrition générale et de déterminer la mort. La Coccidie manifeste sa présence chez l'homme par des symptômes analogues à ceux des kystes hydatiques du foie.

La Coccidie est représentée par une petite masse protoplasmique, amiboïde et nucléée.

Pour que la Coccidie puisse se reproduire, il faut : 1° qu'elle s'enkyste ; 2° qu'elle rencontre un milieu humide favorable.

Le premier de ces phénomènes se passe dans le foie, le second en dehors de l'organisme.

A un moment donné la Coccidie s'enkyste, puis son protoplasme se condense en une petite boule. Le kyste, entraîné avec la bile dans l'intestin, est bientôt expulsé au dehors. S'il rencontre les conditions d'humidité nécessaires, il se segmente en deux, puis en quatre spores. Chacune de ces spores est formée d'un noyau et de deux petits corps en croissant (corps falciformes).

Arrivés à cette phase de développement, les kystes peuvent pénétrer dans le tube digestif d'animaux sains, par le fait de l'alimentation. La paroi du kyste se rompt alors et laisse échapper les spores qui bientôt mettent elles-mêmes en liberté les corps falciformes. Ceux-ci passent à l'état amiboïde et remontant le cholédoque vont infecter l'épithélium des voies biliaires.

Trichomonas vaginalis.

Décrit par Donné en 1837, le Trichomonas vaginalis est un parasite du vagin ; il s'y développe toutes les fois que sous une influence pathologique la sécrétion de ce conduit devient acide.

C'est un parasite extrêmement fréquent : on le rencontre à tous les âges de la vie. Les injections d'eau pure ou chargée de substances antiseptiques déterminent sa mort.

Une température de 20° à 37° est la plus favorable à son développement.

Le corps fusiforme a une longueur de 15 à 20 μ. Il est pourvu à l'extrémité antérieure de quatre flagella au moyen desquels l'animal se déplace ; l'extrémité postérieure se termine en pointe. Une ligne spéciale, plissée et festonnée réunit les deux extrémités de l'animal : sa signification est douteuse. (Voir Fig. 2.)

La bouche est située à la partie antérieure du

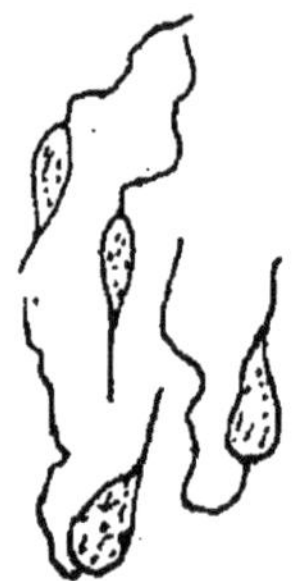

Fig. 2. — Trichomonas vaginalis.

corps. Un œsophage rigide et assez long lui fait suite.

Le mode de reproduction du parasite est inconnu.

« Il est difficile de dire si le trichomonas du vagin est la cause de l'état pathologique dans lequel on l'observe. La plupart des auteurs disent non, mais Kunstler dit oui. Pour lui, le parasite se développe dans les vagins atteints de pertes blanches. Il provoque l'irritation de la muqueuse et cause ainsi une vaginite purulente et acide. » (Blanchard.)

Balantidium coli.

Le Balantidium coli a été découvert par Stein en 1832. C'est un parasite du gros intestin de l'homme et de celui du porc. Il appartient au groupe des infusoires.

Le corps, ovoïde, formé de protoplasma granuleux, a une longueur de 70 à 100 μ. Il est recouvert de nombreux cils vibratiles et peut contenir des gouttelettes graisseuses et des grains d'amidon.

La partie antérieure offre une dépression ou péristome aboutissant à une bouche suivie d'un œsophage qui se perd au milieu du protoplasme : c'est également dans la partie antérieure que l'on rencontre le noyau, pâle, réniforme, sans nucléole.

La partie postérieure présente deux vacuoles contractiles et une dépression ou anus.

Si l'on place le parasite dans un milieu humide, il perd ses cils et prend une forme sphérique. Le même phénomène se produit sous l'influence de la dessication.

Le Balantidium coli ne détermine aucun

trouble chez le porc. Chez l'homme, sa présence coexiste avec des lésions de Colite chronique ; on ne sait pas s'il est la cause déterminante de la maladie ou seulement prédisposante.

Quel est le mode de propagation du parasite ? Les excréments rejetés par le porc se dessèchent : les parasites alors s'enkystent et se disséminent. Il est probable qu'ils sont ingérés ensuite avec les aliments.

Le Balantidium coli n'a été jusqu'ici rencontré chez l'homme qu'en Russie, en Suède et en Norvège. On l'aurait cependant observé aussi en Cochinchine et en 1880 chez les mineurs de Saint-Gothard.

On l'a trouvé chez le porc, en Allemagne (surtout en Saxe), en Russie, en Suède, en Italie. Les recherches ont été nulles sur des porcs provenant des abattoirs de Paris. (R. Blanchard.)

Hématozoaire du paludisme.

Syn. : *Plasmodium malariæ. — Hematophyllum malariæ — Hemamœbæa Laverani.*

La découverte de l'agent spécifique du paludisme est due à un médecin militaire français.

C'est en effet en 1880 que Laveran vit pour la première fois le Plasmodium malariæ.

Depuis on a prétendu qu'il n'existait pas un, mais plusieurs hématozoaires, en rapport chacun avec un des types de la fièvre palustre. Outre le Plasmodium malariæ, on a décrit le Plasmodium vivax, le Plasmodium precox. Au congrès de médecine de 1900, Laveran a combattu énergiquement cette manière de voir : selon lui il n'existe qu'un seul agent du paludisme.

La découverte du savant français a été complétée en 1898 par celle de Grassi. Celui-ci, par des expériences fort ingénieuses, a démontré que le Plasmodium malariæ était transmis à l'homme par un moustique : l'Anopheles claviger. Les anciennes théories d'après lesquelles le paludisme se propagerait par l'air ou par l'eau de boisson, ont été par là même réduites à néant.

Si nous examinons au microscope un peu avant l'accès de fièvre, une préparation fraîche de sang de paludique, on remarque, que le centre de quelques globules est occupé par une masse protoplasmique nucléée et chargée de pigment. Cette masse a reçu le nom de corps amiboïde en raison de sa structure.

Au moment où l'accès va éclater, il se produit dans chaque corps amiboïde un triple phénomène :

1° Les graines de pigment se réunissent au centre ;

2° Le noyau se divise en un certain nombre de noyaux secondaires qui émigrent vers la périphérie. Cette division du noyau est différente suivant que la fièvre est quotidienne, tierce ou quarte ;

3° Le protoplasma se partage en autant de segments qu'il existe de noyaux secondaires.

Le corps amiboïde affecte alors une forme spéciale que Laveran a désignée du nom de corps en rosace.

Par suite de la destruction du globule sanguin, les divers segments du corps en rosace se trouvent bientôt mis en liberté. Chacun d'eux devenu indépendant s'arrondit : c'est le corps sphérique ou mérozoïte, qui, disséminé dans le sang ira infecter de nouveaux globules.

A côté des corps en rosace on rencontre aussi des corps en croissant dont la partie centrale est occupée par des grains de pigment. On considère généralement ces corps comme une forme de résistance du parasite.

La dissémination du parasite se fait, nous l'avons vu, par l'Anopheles claviger. Supposons que ce moustique pique un paludique : en pompant le sang, l'insecte absorbe en même temps des mérozoïtes et des corps en croissant ne tarderont pas à se transformer en mérozoïtes.

Quelle sera dans l'estomac de l'Anopheles la destinée de tous ces mérozoïtes ?

Les uns resteront intacts : ce sont les éléments femelles ou *macrogamètes*. Les autres vont donner naissance à un certain nombre de flagella (généralement quatre) qui, après s'être agités quelque temps, finiront par se détacher. Le flagellum ou *microgamète* sera ici l'élément mâle.

Voici donc l'élément mâle en présence de l'élément femelle. De leur union résultera un petit ver ou *zygote* qui s'insinue dans la paroi stomacale de l'Anophèle et s'enkyste. Au bout de 10 à

15 jours la paroi du kyste se rompt et livre passage à de petites masses sphériques ou *sporozoïtes* qui vont émigrer dans les glandes à venin de l'insecte situées de chaque côté de la trompe.

Que dans ces conditions, l'Anophèle pique l'homme, il lui inoculera le parasite et par conséquent la maladie.

D'une façon générale on peut dire que le plasmodium malariæ, rare dans les contrées froides, augmente au fur et à mesure qu'on se rapproche des tropiques. Les endroits marécageux, la chaleur humide, les grands travaux de terrassement favorisent la pullulation du parasite.

Le paludisme est endémique dans un grand nombre de contrées. Telles sont :

En Europe : la France (Sologne, Bresse) ; l'Italie (Marais pontins, Campagne romaine) ; les bouches du Danube.

En Asie : la Cochinchine, l'Inde, la Perse.

En Afrique : la Basse-Egypte, l'Algérie, le Sénégal, Madagascar.

En Amérique : les Antilles et l'Amérique centrale.

*
* *

Pour la prophylaxie du paludisme, se reporter à l'article : Moustiques.

CHAPITRE II

Vers.

L'embranchement des vers se divise en trois classes :

1° Les *Trématodes*, vers plats, dépourvus de segmentation et munis de deux ventouses;

2° Les *Cestodes*, vers plats ;

3° Les *Nématodes* ou vers ronds.

Section I. — **Trématodes.**

Les Trématodes, parasites de l'homme, sont :

1° Le Distomum hepaticum ;

2° Le Distomum lanceolatum ;

3° Le Bilharzia hematobia ;

5° Le Distomum sinense.

Nous allons faire de chacun d'eux une étude succincte.

Distomum hepaticum.

Syn : *Fasciola hepatica.*

Le Distomum hepaticum, communément appelé grande douve du foie, se trouve assez fréquemment dans les canaux et la vésicule biliaire chez le mouton : il est beaucoup plus rare chez l'homme.

Long de 2 à 3 centimètres, large de 1 centimètre, il présente la forme d'une feuille de myrte. Il est très aplati, mou et d'un blanc grisâtre. Le corps est rétréci à sa partie antérieure pour constituer une sorte de cou ; à sa partie postérieure au contraire, il se termine en pointe mousse. Il est couvert dans toute son étendue de petites écailles chitineuses. A la partie antérieure, au voisinage du cou, existe une ventouse : en son milieu s'ouvre l'orifice buccal. L'autre ventouse ou ventouse abdominale est située à l'union du quart antérieur avec les trois quarts postérieurs. (Voir fig. 3.)

Si par la bouche de l'animal, à l'aide d'une seringue de Pravaz, on pousse une injection de chromate de plomb, le tube digestif apparaît coloré en jaune. Il est composé d'un œsophage très court, aboutissant à deux branches intestinales parallèles, terminées en cul-de-sac et ramifiées. (Voir Fig. 4.)

La douve est hermaphrodite. Les orifices des

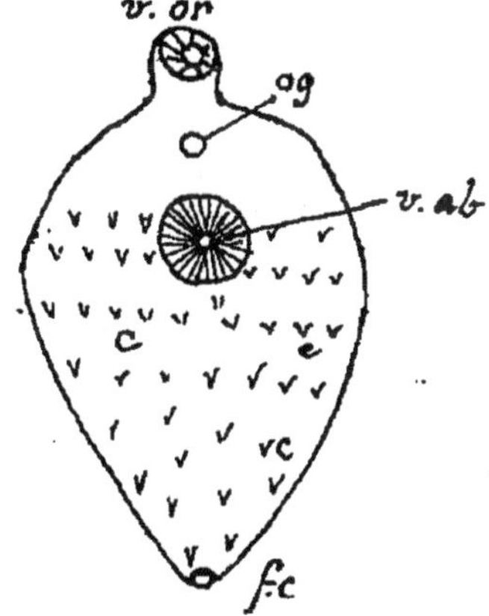

Fig. 3. — Distomum hepaticum (Schéma).

v.or Ventouse orale. — *v.ab* Ventouse abdominale. *o.g.* Orifice génital. — *f.e.* Orifice anal.

organes génitaux s'ouvrent à la partie antérieure au voisinage de la bouche. L'organe mâle est constitué par un pénis en spirale qui communique avec une vésicule séminale à laquelle aboutissent des canaux déférents multiples partis des testicules. L'organe femelle se compose d'un ovaire d'où part un oviducte flexueux qui va aboutir à un utérus fort contourné. La vulve

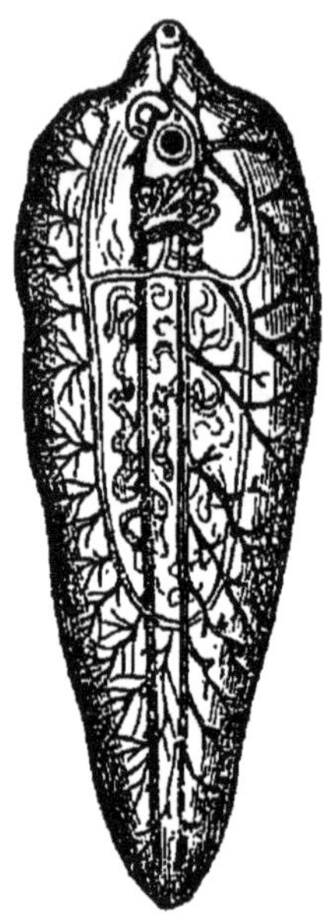

Fig. 4. — Distomum hepaticum.

est située entre le pénis et la ventouse abdominale.

Les œufs, elliptiques, *munis d'un clapet* se développent dans l'eau. A un moment donné le clapet se soulève et il sort une larve ciliée, triangulaire, qui se fixe au bout de quelque temps sur les téguments d'un mollusque : la lymnea trunculata. Cette larve donne naissance au sporocyste dans lequel se forment des cercaires, germes ovoïdes, aplatis, terminés par un long appendice caudal et assez analogues au ver adulte. Les cercaires s'échappent de la lymnée et sont mises en liberté dans l'eau. Elles s'enkystent et vont se fixer à une plante quelconque.

Si ces cercaires sont avalées par un mouton, elles ne tarderont pas à se développer pour constituer bientôt le distomum hepaticum.

Larve ciliée, sporocyste, cercaire, telles sont donc les trois phases successives par lesquelles passe le trématode.

Les canaux biliaires, la vésicule, plus rarement l'intestin et la veine porte sont les lieux d'élection du parasite. Ce dernier détermine par sa présence une affection spéciale connue sous le nom de cachexie aqueuse (appétit exagéré, fièvre, ictère, douleur du foie, augmentation de volume du foie et de la rate, diarrhée, melœna).

Le distomum hepaticum ayant été observé très rarement chez l'homme, le diagnostic est fort difficile et ne peut se faire que par élimination. Le pronostic est fatal.

Distomum lanceolatum.

Syn. : *Dicrocœlium lanceolatum.*

Le distomum lanceolatum ou petite douve du foie accompagne le précédent dans les voies biliaires. Beaucoup plus petit que lui, il ne mesure guère que 9 millimètres de longueur sur 3 mm. de largeur. L'œsophage est assez long. L'intestin est simple, droit, non ramifié et n'atteint pas l'extrémité postérieure du corps. Cette dernière est occupée par l'utérus qui, bourré d'œufs, apparaît à l'œil nu sous forme d'une masse grisâtre. La période larvaire s'accomplit chez le *planorbis marginata*.

Bilharzia hematobia.

La bilharzia hematobia est une douve *unisexuée*. Le mâle replie ses bords déterminant ainsi une gouttière ventrale dans laquelle la femelle est constamment logée. (Voir Fig. 5.)

C'est un parasite du sang, commun chez l'homme en Tunisie, en Egypte et en Abyssinie, Sa larve est fréquemment répandue dans les mares.

On trouve la bilharzia dans la veine porte et ses ramifications ; elle n'y occasionne aucun désordre. C'est par ses œufs que la bilharzia est redoutable. Ceux-ci, munis d'un éperon sont

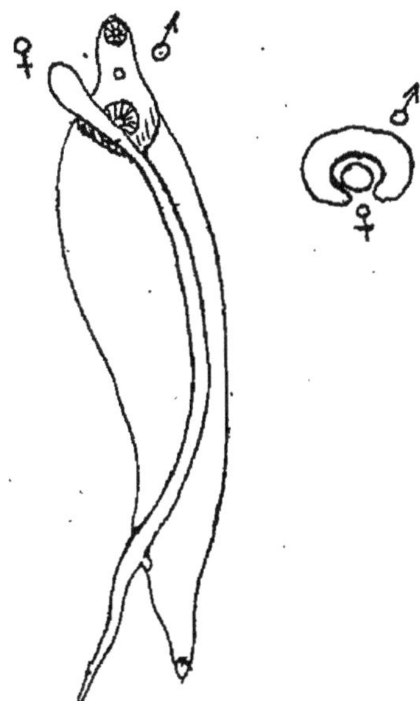

Fig. 5. — Bilharzia hematobia.

entraînés dans le torrent circulatoire et provoquent des inflammations locales. Dans le rein, ils causent des hématuries et peuvent être l'origine de calculs.

Distomum sinense.

Syn. : *Dicrocœlium sinense.*

Ce distome a été trouvé pour la première fois dans les voies biliaires d'un Chinois. Il a été observé depuis en Chine, au Japon et au Tonkin. Il présente à peu près les mêmes dimensions que la petite douve du foie, mais il en diffère par la situation de l'utérus qui chez lui occupe la partie antérieure.

Section II. — **Cestodes.**

Les Cestodes, vers plats et segmentés, comprennent deux genres de vers endoparasites que l'on distingue suivant la situation des orifices sexuels. Les uns présentent un orifice sexuel latéral : ce sont les *Téniadés ;* les autres un orifice sexuel ventral, ce sont les *Bothriocéphalidés*. Parmi les téniadés nous décrirons les espèces les plus communes, c'est-à-dire :

le ténia solium,
le ténia saginata,
le ténia canina,
le ténia echinoccoque,
le ténia nana.

Quant aux Bothriocéphalidés, un seul intéresse l'étude de la parasitologie humaine : c'est le Bothriocephalus latus.

Tenia solium.

Syn. : *Tenia armé.*

Le Ténia solium est un parasite de l'intestin. On le rencontre assez fréquemment en France, en Angleterre, en Allemagne, en Suisse, en Hollande, en Italie et surtout en Orient. Sa longueur peut varier de 2 à 8 mètres. Sa tête est sphérique. Elle présente un rostre rétractile autour duquel sont disposés concentriquement deux rangées de crochets, puis quatre ventouses musculeuses arrondies. La présence de ces crochets a fait donner au ténia solium la dénomination de ténia armé par opposition au ténia inerme qui n'offre pas cette particularité.

Les anneaux ou proglottis qui constituent le corps du tenia solium sont au nombre de 850 chez un ver de taille moyenne. Le premier tiers de la longueur totale est constitué par des anneaux plus larges que longs ; le second par des anneaux carrés en pleine activité sexuelle ;

le troisième enfin par des anneaux plus longs que larges : ce sont des anneaux mûrs, c'est-à-dire gorgés d'œufs. Il est bien entendu toutefois qu'une semblable division ne saurait être que schématique et qu'il existe entre les trois portions du corps du tenia de lentes transitions.

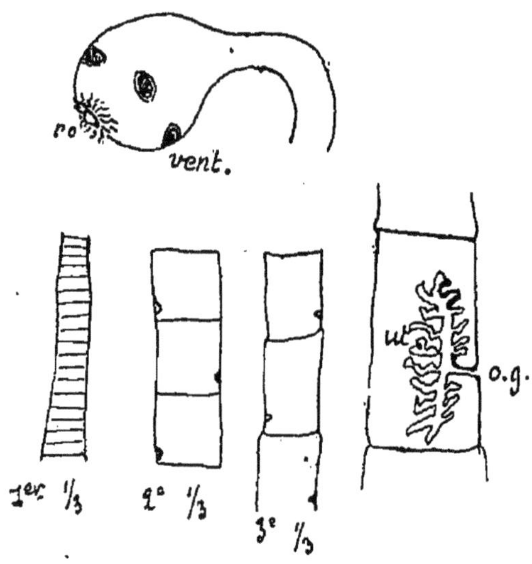

Fig. 6. — Tenia solium.
ro. Rostre. — *vent.* Ventouse. — *o.g.* Pore génital. *ut.* Utérus.

Les sinus génitaux sont situés latéralement plutôt vers la partie postérieure de l'anneau. Ils alternent à peu près régulièrement. (Voir Fig. 6.)

L'utérus est constitué par un tronc longitudinal et des branches latérales émettant des ramifications dendritiques.

La larve du tenia solium est un cysticerque, le cysticercus cellulosæ. On l'a rencontrée chez l'homme mais elle habite le plus souvent le tissu conjonctif des muscles ou des viscères du porc, chez lequel elle détermine un état particulier connu sous le nom de cysticercose ou ladrerie. Ce cysticerque est constitué par une vésicule ellipsoïde dans laquelle s'invagine une tête qui présente tous les caractères de celle du ver adulte.

On conçoit facilement que l'homme en mangeant de la viande d'un porc atteint de ladrerie vienne à ingérer un cysticerque. Celui-ci se fixe à la paroi intestinale par ses crochets et ses ventouses, il bourgeonne des anneaux, et le tenia est constitué. Plus tard des anneaux gorgés d'œufs seront expulsés dans les fèces. Or ces œufs ont déjà la forme d'embryons hexacanthes c'est-à-dire qu'ils possèdent six crochets. Protégés par une coque épaisse, ils pourrônt rester intacts sur l'herbe pendant fort longtemps. Ils seront avalés par un porc, la coque sera digérée et l'embryon pourra avec ses crochets percer la paroi intestinale de son hôte, envahir les viscères et les muscles. Le cycle sera alors achevé.

Les accidents causés chez l'homme par le ver solitaire consistent en troubles digestifs et en troubles réflexes. L'appétit est augmenté ou diminué ; l'épigastre est le siège d'une douleur assez vive, le malade a de la diarrhée et du prurit anal. On observe des vertiges, des troubles de la vue et même des convulsions épileptiformes. Le diagnostic est facile quand on a pu constater dans les selles la présence d'anneaux.

Le traitement consiste à administrer au malade un ténifuge. La guérison n'est complète qu'autant que la tête a été expulsée.

Ténia saginata.

Syn. : *T. mediocanellatta.* — *T. inerme.*

Le ténia inerme a beaucoup d'analogie avec le ver solitaire. Aussi dans l'étude qui va suivre, insisterons-nous surtout sur les caractères qui l'en distinguent.

Comme le ténia solium, l'inerme habite l'intestin de l'homme. Sa fréquence augmente en

France, en Allemagne, en Belgique. Elle s'explique assez bien par l'usage de plus en plus répandu des viandes saignantes, le cysticerque de ce cestode habitant le tissu conjonctif des muscles du bœuf.

Sa longueur est plus considérable que celle du ténia armé. La tête également plus volumineuse présente quatre ventouses musculeuses mais ne porte pas de crochets. Le rostre rétractile est ici remplacé par une dépression. Chacun des anneaux qui constituent le corps du ténia inerme présente une largeur sensiblement voisine de celle des anneaux du ténia solium. Par contre la longueur en est double. La plus grande longueur du ténia inerme ne provient donc pas comme on pourrait le supposer d'un nombre plus considérable d'anneaux, mais de la plus grande longueur de chacun d'eux.

Les pores génitaux sont situés à la partie moyenne et latérale de chaque anneau. On en observe deux ou trois de suite du même côté puis un ou plusieurs du côté opposé. Ils sont donc loin de présenter l'alternance régulière observée chez le ténia solium.

L'utérus, comme chez ce dernier, est constitué par un tronc longitudinal et des branches latérales, mais celles-ci ne sont jamais ramifiées ; elles sont tout au plus bi ou trifurquées à leurs extrémités.

Le cysticerque n'a pas été rencontré chez l'homme. Il vit dans le tissu conjonctif du bœuf et du mouton d'Afrique. Il est plus petit que le cysticercus cellulosæ.

Le mode de reproduction du ténia inerme est en tous points analogue à celui du ténia armé. Comme ce dernier, il détermine des troubles digestifs et des troubles réflexes. Il ne présente pas les mêmes dangers puisque son cysticerque n'a jamais été rencontré chez l'homme : mais il est par contre beaucoup plus difficile à expulser.

Nous avons suffisamment insisté sur les caractères différentiels du ténia solium et du tenia inerme pour ne point y revenir à propos du diagnostic. Nous nous contenterons de faire observer que les anneaux du ténia inerme s'éliminent beaucoup plus facilement que dans n'importe quelle autre espèce.

Ténia canina.

Syn. :*Dipylidium caninum.*

Le ténia canina s'observe très fréquemment chez le chien et le chat. On le rencontre aussi dans l'intestin de l'homme et plus particulièrement de l'enfant.

Ce ver beaucoup plus petit que les autres téniadés a une longueur qui peut varier de 15 à 30 centimètres.

La tête présente en son centre un rostre claviforme autour duquel sont disposées plusieurs couronnes de crochets qu'on a comparés avec une grande justesse aux aiguillons de l'églantier.

Sur chacun des anneaux du ténia, on observe deux pores génitaux disposés symétriquement de chaque côté. Il existe de même deux appareils reproducteurs par anneau, l'un à droite et l'autre à gauche. Les œufs sont contenus dans des capsules distinctes.

La larve est un cysticercoïde qui vit dans le tube digestif de certains insectes. Parmi ces insectes nous signalerons particulièrement le Trichodecte ou puce du chien.

On s'explique ainsi facilement qu'un enfant, jouant avec un chien, puisse s'infecter par l'intermédiaire d'une puce qui aura sauté sur son pain ou dans sa tasse de lait.

Ténia echinoccoque.

La ténia echinoccoque, le plus petit des cestodes, est un parasite de l'intestin du chien et du loup qui est particulièrement fréquent en Islande. Long de 3 à 4 millimètres il a la forme d'un filament rosé. Sa tête est munie de 4 ventouses, d'un rostre et d'une double couronne d'une trentaine de crochets. Le corps est formé par 8 ou 4 anneaux seulement. (Voir fig. 7.)

Les œufs se trouvent en abondance dans les fèces. Ils peuvent être ingérés avec l'eau de boisson ou plus souvent avec des légumes crus ou mal cuits. Une fois dans l'estomac, la coque de l'œuf est digérée et l'embryon mis en liberté. A l'aide de ses ventouses celui-ci se fixe à la paroi qu'il perfore avec le rostre et les crochets dont il est muni. Il gagne ensuite le point de l'organisme où il ira se fixer définitivement. Arrivé là il perd ses crochets, s'invagine en donnant naissance à une vésicule qui plus tard constituera le kyste hydatique. (Voir fig. 8.)

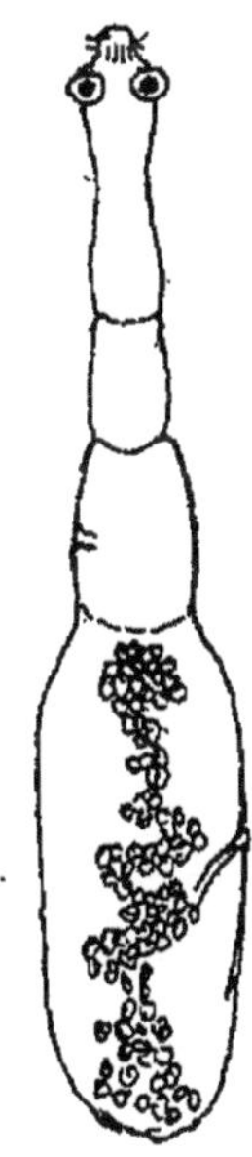

Fig. 7. — Ténia echinoccoque.

C'est surtout dans le foie que se développent ces productions, mais on les a rencontrées dans le cerveau, les os et les poumons. Tout récemment un professeur de Pise, Guiseppe Tusini a observé une forme rare d'échinoccoque de l'Epiploon chez une femme âgée de 51 ans.

Le kyste hydatique se développe lentement.

Il peut atteindre des proportions énormes. Sa paroi est formée par une membrane propre d'aspect gélatineux analogue à du blanc d'œuf cuit. Elle est composée d'une série de couches disposées en feuillets stratifiés. Sur sa face externe se développe une membrane conjonctive fibreuse très vasculaire, c'est la membrane adventice. Sur sa face interne au contraire (membrane proligère ou germinative) des papilles vont se développer, se creuser d'une petite cavité arrondie qui deviendra plus ou moins spacieuse et constituera ce qu'on appelle une vésicule proligère. C'est dans cette vésicule que se formeront les têtes de ténias. Ces têtes sont analogues à celles du ver adulte. Il peut s'en former jusqu'à 30 à l'intérieur d'une même vésicule.

Mais ce n'est pas seulement par leurs vésicules proligères que les échinoccoques se reproduisent. Dans l'épaisseur même de la membrane germinative, il se développe des vésicules identiques à la vésicule mère, qui grossissent, se rapprochent de la face interne du kyste et finalement tombent dans l'intérieur. Elles constituent ce qu'on a appelé les vésicules secondaires ou vésicules-filles et se comportent dès lors exactement comme la vésicule mère. Elles peuvent produire à leur tour par le même mécanisme des vésicules petites-filles qui, elles-mêmes, donnent encore naissance à des vésicules proligères.

Le contenu du kyste hydatique est un liquide limpide, incolore comme l'eau de roche. Il contient du chlorure de sodium et de l'acide succinique qu'on peut mettre en évidence en le colorant en brun par du perchlorure de fer. Il tient en suspension des crochets d'échinoccoques.

Ce liquide ne contient pas d'albumine ; il ne devient albumineux que lorsque l'affection doit guérir : le liquide se résorbe alors en partie et ne laisse qu'une masse boueuse analogue à du mastic.

Le contenu du kyste peut encore s'ouvrir soit à travers la paroi abdominale ou thoracique, soit dans la veine cave, le péricarde, la plèvre, le poumon, le tube digestif, les voies biliaires ou le péritoine. Il en résulte des accidents variés et toujours fort graves.

Enfin l'hydatide peut évoluer aussi vers la

suppuration. A ce propos nous ne pouvons passer sous silence les recherches de Chauffard et Widal qui ont établi que le liquide des kystes hydatiques était normalement aseptique. « Si ce liquide est aseptique, c'est à cause de l'imperméabilité absolue de la membrane hydatique vis-à-vis des microbes qu'elle arrête comme un filtre parfait; elle laisse passer comme un dialyseur les substances cristalloïdes et colloïdes et les produits solubles d'origine microbienne. » (Chauffard et Widal.)

Les microbes ne peuvent pénétrer dans le kyste qu'à la faveur d'une solution de continuité, qui pourrait, selon Dupré, être due à une périkystite.

Nous signalerons en finissant, l'existence d'une forme particulière de kyste hydatique, c'est le kyste hydatique alvéolaire ou multiloculaire.

Dans ce cas particulier les vésicules filles se développent en dehors du kyste au lieu de se développer à l'intérieur. C'est du moins l'opinion la plus généralement admise. Selon quelques-uns, ces kystes seraient dus à une autre espèce de ténia.

Cette forme particulière n'a jamais été observée en France.

Ténia nana

Syn. : *Hymenolepis murina.* — *Ténia murina*

Le ténia nana est plus gros que le ténia échinoccoque. Il est long de 10 à 15 mm. La tête est surmontée d'un rostre rétractile entouré d'une seule couronne d'une trentaine de crochets. (Voir Fig. 8.).

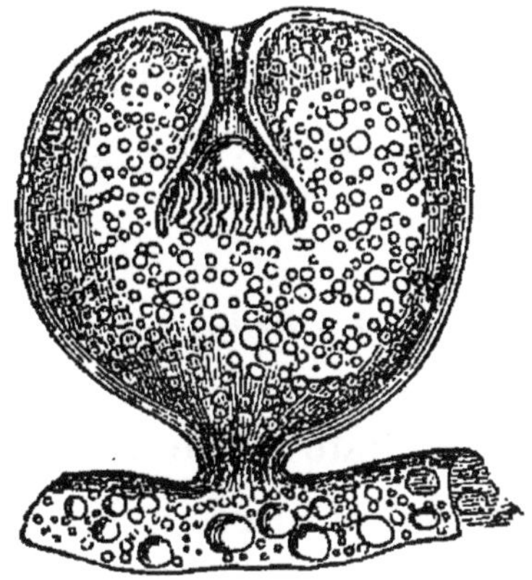

Fig. 8. — Vésicule de Ténia echinoccoque.

Il s'observe chez l'homme et chez divers rongeurs, en particulier chez les rats et les souris.

Il a été découvert au Caire par Bilharz en 1852. Sa fréquence chez les rats et les souris expliquent sa grande distribution géographique. Il a été par eux transporté presque partout.

Le Cestode a été spécialement étudié par Raphaël Blanchard. Malgré sa petite taille, il provoque des troubles digestifs plus ou moins graves et même des attaques épileptiformes. Il se fixe en général dans l'intestin grêle, un peu au-dessus du cœcum et y détermine une vive irritation, se traduisant par des coliques violentes.

On observe parfois une grande quantité de ténias chez le même individu. L'extrait éthéré de fougère mâle est un véritable spécifique de ce parasite.

Bothriocephalus Latus.

Le Bothriocéphale est le plus long des Cestodes parasites de l'intestin de l'homme. Il atteint jusqu'à 10 mètres de longueur. Très rare en France, en Belgique, en Hollande, on l'a observé dans la Haute-Italie. Mais où on le rencontre surtout, c'est dans les lacs de la Suisse Française (lacs de Genève, de Neuchâtel, de Bienne, de Morat) ainsi qu'en Bavière. Dans le

Nord-Est de l'Europe « il occupe une vaste zone qui, partant de la rive droite de la Vistule, s'étend le long du littoral de la Baltique en contournant les golfes de Riga, de Finlande et de Bothnie » (Blanchard). Son lieu de prédilection dans cette région est Dorpat en Livonie.

La tête du Bothriocéphale, aplatie, ne présente ni rostre, ni crochets. Les ventouses y sont remplacées par deux sillons longitudinaux en forme de gouttière qui occupent l'un la face dorsale, l'autre la face ventrale.

Les anneaux qui constituent le corps sont plus larges que ceux des ténias ; ils atteignent 12 à 16 millimètres.

C'est sur la ligne médiane et à la face ventrale que débouchent les sinus génitaux. Au fond de chacun de ces sinus se trouvent en arrière, la vulve et en avant le canal déférent. Celui-ci se termine par le pénis ou cirre. (Voir Fig. 9.)

La larve du Bothriocéphale habite les muscles de certains poissons : les truites, les saumons, les perches, les brochets. Elle se loge à la région antérieure du corps.

On nous a rapporté à ce propos un fait assez

intéressant. Plusieurs personnes ayant mangé de la truite furent infectées à l'exception de deux d'entre elles qui n'avaient mangé que de la partie avoisinant la queue.

Les accidents causés par le Bothriocéphale

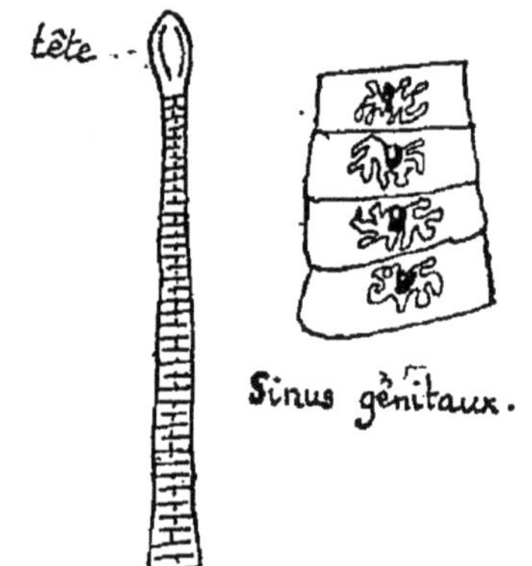

Fig. 9. — Botriocéphalus latus.

sont analogues à ceux occasionnés par les ténias. Ils s'en distinguent par la gravité toute particulière des troubles réflexes.

La situation des sinus génitaux et les caractères de la tête quand elle aura été expulsée rendront le diagnostic aisé.

Le traitement consistera dans l'administration de l'extrait éthéré de fougère mâle à la dose de 6 grammes.

Section III. — **Nématodes.**

Les nématodes ou vers ronds sont des vers unisexués. Un grand nombre d'entre eux sont parasites de l'homme.

Nous étudierons en particulier :

1° L'Ascaris lumbricoïdes ;

2° L'Oxyure vermiculaire ;

3° Le Strongle géant ;

4° L'Uncinaria duodenalis ;

4° L'Anguillula stercoralis ;

6° Le Gordius aquaticus ;

7° Le Trichocephalus dispar ;

8° Le Trichina spiralis ;

Et enfin parmi les filaires, ainsi nommés à cause de leur forme allongée :

9° La filaria bancrofti ;

10° La filaria medinensis ;

11° La filaria Loa.

Ascaris lumbricoïdes.

L'Ascaris mâle est long de 15 à 20 centim. Il est pourvu à son extrémité postérieure recourbée d'un cloaque où aboutissent les organes génitaux et le tube digestif. Deux spicules caractéristiques émergent de cet orifice.

La femelle est un peu plus longue que le mâle : elle peut atteindre jusqu'à 30 centim. L'anus s'ouvre à l'extrémité postérieure, la

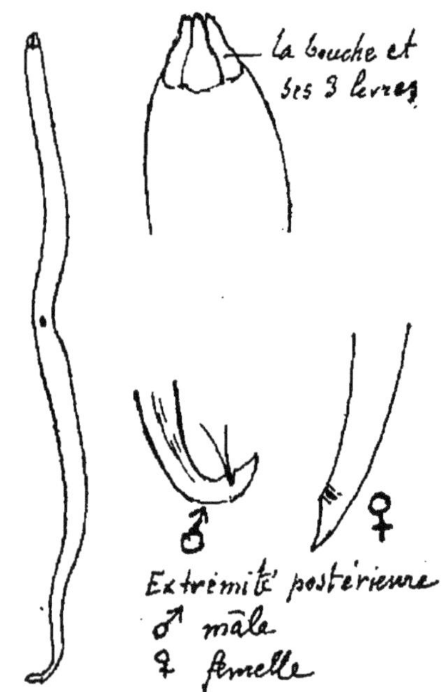

Fig. 10. — Ascaris lumbricoïdes.

vulve à peu près à la partie moyenne au niveau d'un léger rétrécissement.

Le mâle et la femelle ont une bouche pourvue de trois lèvres volumineuses. (Voir Fig. 10.)

L'œuf, ovoïde, est assez semblable à celui de

l'uncinaria duodenalis. Il s'en distingue nettement à ce qu'il est mûriforme et non lisse comme celui de l'uncinaria, caractère précieux pour le diagnostic. Le développement embryonnaire très lent, se fait dans l'eau jusqu'à l'introduction de l'œuf dans le tube digestif de l'homme, moment où l'embryon perce la coque qui l'enveloppe pour continuer son évolution.

L'Ascaris vit dans l'intestin grêle de l'homme et surtout de l'enfant. Il s'observe fréquemment à la campagne où peu d'eaux, de boissons sont filtrées et peut-être plus spécialement dans les pays tropicaux.

Les Ascaris passent inaperçus, tant qu'ils ne sont qu'en petit nombre et n'envahissent que l'intestin. Leur présence n'est souvent révélée que par l'issue d'un ver qui s'échappe par l'anus ou par la bouche.

Parfois, ils occasionnent des troubles gastro-intestinaux (vomissements, coliques, diarrhée) et des accidents nerveux divers, d'ordre réflexe. Les anthelmintiques ordinaires (semen contra, santonine) seront employés avec avantage dans ces cas bénins.

L'Ascaris peut occasionner des troubles autrement graves quand il quitte l'intestin. S'il pénètre dans le canal cholédoque, il s'oppose à l'évacuation de la bile et provoque un ictère souvent funeste. Si, remontant vers la bouche, il pénètre par la trompe d'Eustache dans l'oreille moyenne, l'ascaris suscite des désordres nerveux considérables. Il peut causer la mort par asphyxie, quand il pénètre dans les organes respiratoires. Enfin, on l'a vu percer les téguments au niveau de l'aine ou de l'ombilic et causer ce qu'on a appelé les abcès vermineux d'un pronostic assez grave. Dans ces derniers cas le traitement chirurgical le plus rapide s'imposera d'emblée.

Oxyure vermiculaire.

Le mâle très rare est long de 4 à 5 mm. Il meurt rapidement après avoir fécondé dans le tube digestif de l'homme, les femelles beaucoup plus nombreuses. Celles-ci présentent au premier abord l'aspect de l'Ascaris, mais leurs dimensions sont bien moindres et leur bouche diffère. Longues de 9 à 10 mm., elles sont munies à leur extrémité antérieure d'une bouche entourée de trois petits nodules, à leur extrémité postérieure d'un anus. La vulve est située dans le tiers antérieur. (Voir Fig. 11.)

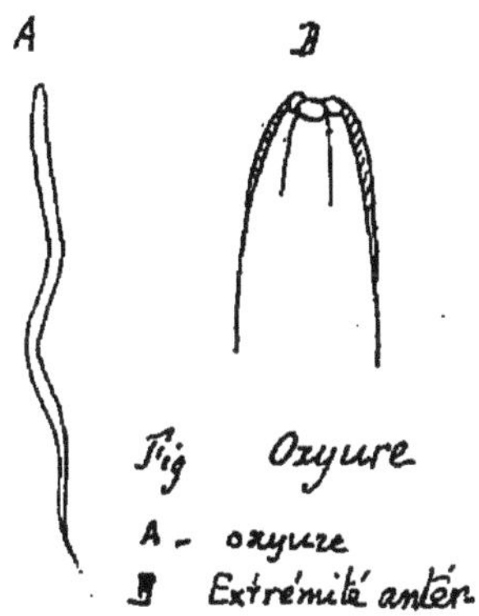

Fig. 11. — Oxyure vermiculaire.

Les œufs, elliptiques, lisses, ressemblent à ceux de l'Uncinaria, mais ils sont beaucoup plus petits, ce qui permet de les distinguer assez facilement. (Voir Fig. 13.)

La fécondation se fait dans la portion tout inférieure de l'intestin grêle. Le mâle est éliminé avec les fèces, tandis que les femelles restent, mûrissent leurs œufs. Quand les embryons sont formés, celles-ci descendent dans le gros intestin pour s'échapper au dehors déterminant au pourtour de l'anus un violent prurit. C'est alors, en se grattant, que le patient infes-

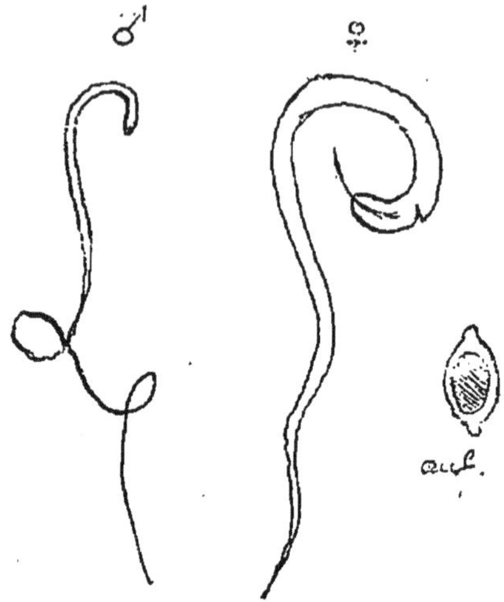

FIG. 12. — Trichocephalus dispar.

tera ses doigts d'œufs et même de femelles entières qui seront ensuite involontairement portées à la bouche.

On trouve l'Oxyure à tout âge, de préférence chez les enfants et chez les femmes. Il émigre à la vulve et au vagin et occasionne parfois chez les petites filles des accès de nymphomanie. On a vu l'oxyure remonter dans l'estomac, l'œsophage et sortir par la bouche et le nez. Il détermine alors des accidents très graves d'ordre réflexe : troubles de l'intelligence, attaques épileptiformes, délire, troubles visuels.

Tout récemment Metchnikoff a montré que l'appendicite pouvait être occasionnée par les oxyures. Ceux-ci érodent la muqueuse de l'appendice et l'infectent par les microbes qu'ils véhiculent, d'où la nécessité dans les cas d'appendicite d'examiner les selles des malades.

Des frictions anales avec de la pommade mercurielle, des lavements d'eau froide salée ou vinaigrée, suffiront dans la plupart des cas à tuer les oxyures. Si ces moyens n'étaient pas efficaces, on pourrait administrer des lavements composés de mucilage de gomme et de 5 à 15 centigrammes de calomel (Dieulafoy).

Eustrongylus gigas.

Syn. : *Strongle géant.*

Le strongle géant est le plus gros des nématodes parasites. Le mâle a de 30 à 50 centimètres, la femelle atteint jusqu'à 2 mètres de long. Les œufs de forme elliptique sont un peu amincis vers les pôles. Ils sont entourés d'un revêtement chitineux de couleur brune et dont la surface est criblée de trous. Ces trous sont les orifices de canaux qui font communiquer par le vitellus avec l'extérieur. L'œuf se développe dans l'eau avec une grande lenteur.

On a rencontré le strongle géant deux ou trois fois dans l'appareil urinaire de l'homme, mais c'est surtout dans le rein de certains mammifères qu'il a été le plus souvent observé.

Rokitansky a trouvé le strongle à long vagin dans les poumons d'un enfant mâle de Transylvanie. Enfin on a décrit une forme de bronchite vermineuse qu'on a attribuée à une autre variété de strongle.

Uncinaria duodenalis.

Syn. : *Ankylostomum duodenale.*

L'Uncinaria est un des parasites les plus dangereux de l'homme. Il vit dans le duodénum en nombre considérable. Leichtenstern évalue à 4.200.000 le nombre des œufs contenus dans une selle de 220 grammes.

A l'état adulte l'Uncinaria atteint 6 à 10 mm. (mâle) ; 7 à 15 mm. (femelle). Sa bouche, cupuliforme, est armée de six puissantes dents chitineuses mobiles à l'extrémité d'un large suçoir et qui permettent de distinguer aisément l'ankylostome de l'ascaride.

L'extrémité postérieure est munie d'une poche copulatrice chez le mâle, effilée chez la femelle. Cette dernière pond, en quantité considérable, des œufs elliptiques, revêtus d'une enveloppe lisse, albuminoïde, dont la connaissance est importante pour le diagnostic : ils rappellent les œufs d'oxyure mais sont beaucoup plus gros.

Le développement des œufs s'effectue en partie dans les excréments, la vase ou l'eau boueuse.

Par un mécanisme variable à l'infini (usage de pipes, de couteaux souillés de terre ; utilisation de sources contaminées) cet œuf, en voie de développement, peut être introduit dans le tube digestif de l'homme.

L'Uncinaria occasionne, par sa présence, l'affection connue sous le nom d'uncinariose ou plus vulgairement de chlorose d'Egypte, d'anémie des mineurs.

Cette maladie, très répandue dans les classes pauvres en Egypte, à Mayotte, au Sénégal, aux Etats-Unis, au Brésil, au Pérou, fut bien étudiée sur les ouvriers qui travaillèrent à percer le Saint-Gothard. L'Ankylostome femelle, à l'aide de ses dents chitineuses, perfore les capillaires sanguins, déterminant ainsi des hémorragies redoutables par leur nombre et leur fréquence.

Il semble démontré aujourd'hui que le parasite ne peut vivre que dans un milieu alcalin ou neutre. D'après les recherches du professeur Blanchard, les eaux acides ne sauraient convenir à son développement.

Anguillula stercoralis.

Ce nématode fut rencontré pour la première fois, en 1876, par le docteur Normand, dans les selles d'un soldat atteint de la diarrhée contractée en Cochinchine.

Les fèces des malades contiennent en quantité considérable des vers microscopiques. La femelle atteint au plus un millimètre de long ; le mâle utilise deux spicules pour se fixer à l'orifice femelle. Le développement des œufs est plus ou moins complet dans l'utérus.

Les larves, déposées dans l'eau, doivent, pour continuer leur évolution, pénétrer dans le tube digestif de l'homme. L'infection se fait par l'eau de boisson ou par les légumes arrosés avec des

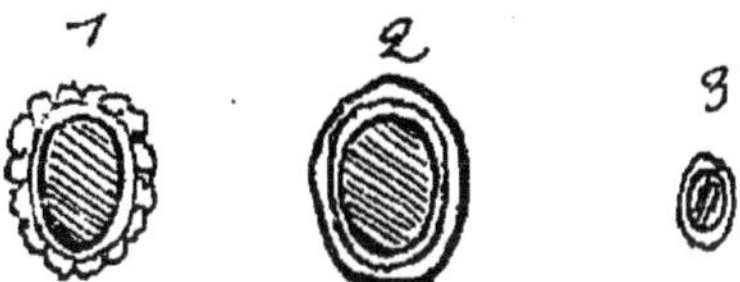

Fig. 13. — 1 Œuf d'Ascaris. — 2 Œuf d'Uncinaria. — 3 Œuf d'Oxyure.

liquides peuplés d'anguillules. Ce parasite est-il, comme on l'a cru longtemps, l'agent pathogène de la diarrhée de Cochinchine ? Il est permis d'en douter, d'autant plus qu'on a cité de nombreux cas de diarrhée sans anguillules, de même qu'on a trouvé ce parasite chez des Européens parfaitement sains. Peut-être le milieu intestinal est-il plus favorable au développement de ce parasite ?

Gordius aquaticus.

Parasite fréquent de certains insectes et de

quelques poissons, le Gordius aquaticus a été observé rarement chez l'homme.

L'évolution des Gordius a lieu par plusieurs phases complexes sur lesquelles nous n'insisterons pas. Il nous suffira de savoir que ces animaux à l'état adulte vivent dans les eaux des torrents : ils atteignent alors une longueur assez considérable (plusieurs décimètres) et ne peuvent être introduits dans le tube digestif de l'homme qu'à l'état de larve de très petite taille passant ainsi facilement inaperçue.

Trichocephalus dispar.

Syn. : *Trichocephalus hominis.*

Le Trichocéphale est un parasite très commun, mais peu dangereux, de l'homme et de certains mammifères.

Le mâle est long de 3 à 4 centimètres, son extrémité est munie d'un long spicule enroulé. La femelle, non enroulée, présente des dimensions un peu plus considérables (40 à 50 millimètres). (Voir Fig. 12.)

Les œufs, en forme de citron, sont entraînés

avec les matières fécales. S'ils tombent dans l'eau, ils peuvent pénétrer dans le tube digestif de l'homme et continuer leur évolution.

Le Trichocéphale habite le cœcum où il ne détermine généralement aucun trouble. Ce néma-

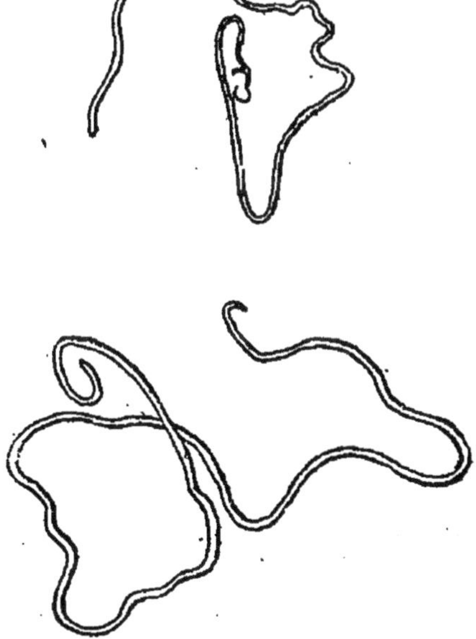

Fig. 14. — Filaire du sang mâle et femelle, d'après Mazalhaës.

tode, comme l'Ascaris, est très répandu dans toutes les régions : on l'observe indistinctement chez l'enfant, l'adulte et le vieillard.

Les Anthelmintiques ont sur lui peu d'action. Le thymol aurait donné des résultats excellents.

Trichina spiralis.

La Trichine est un parasite ovovipare du rat, du porc et de l'homme. Son évolution nécessite deux hôtes successifs qui peuvent appartenir à la même espèce animale ou à deux espèces indifférentes.

A l'état larvaire la Trichine habite les muscles striés. Or, supposons que la chair d'un rat infecté vienne à être absorbée par un porc : les larves de trichine seront mises en liberté dans l'estomac du porc. Parvenus dans l'intestin, elles s'accoupleront entre elles. Certaines d'entre les femelles, pénétrant dans la paroi intestinale, iront ensuite donner naissance à une infinité d'embryons dont l'éclosion se fera dans les oviductes (nématode ovovipare). A l'abri des flux diarrhéiques, ces embryons chemineront jusqu'à leur point d'élection, c'est-à-dire jusque dans le tissu musculaire où ils s'enkysteront, ils utilisent sans doute pour leur progression le courant lymphatique.

Le kyste de la trichine est de dimensions minimes. Il est limité par une coque ovoïde, renfermant un liquide limpide dans lequel s'enroulent une ou plusieurs larves de trichine. Cette larve, filiforme, pelotonnée sur elle-même, de 1 millimètre de long, possède déjà des glandes génitales constituées et peut ainsi vivre plusieurs années dans son kyste.

On s'explique facilement qu'en Amérique, en Angleterre, en Suisse et surtout en Allemagne où on a la déplorable habitude de consommer le porc presque cru, la trichinose fasse de nombreuses victimes. Cette maladie est des plus rares en France et déjà, grâce à une prophylaxie rigoureuse, l'Allemagne a vu baisser en proportion notable, le nombre si grand de ses trichinés.

Le salage, même très prolongé et porté au maximum, ne tue pas le parasite. Le fumage n'a guère plus d'effet de même qu'un abaissement considérable de température. Pour être réellement efficace, la cuisson doit être prolongée au-delà des limites habituelles puisque Rodet a trouvé la trichine encore vivante dans un jambon porté dans l'eau à 80°.

En Allemagne, la viande de porc est examinée tout spécialement. De nombreux échantillons du tissu musculaire sont prélevés : les fibres dissociées et préparées selon l'usage, sont portées sous l'objectif d'un microscope particulier, le trichinoscope de Hartnack, qui décèle facilement les kystes.

Ces mesures prophylactiques grâce à la façon rigoureuse dont elles ont été appliquées ont donné de merveilleux résultats.

Des porcheries saines, aérées ; une nourriture hygiénique donnée aux animaux, contribueront avec profit à arrêter la marche de la Trichinose.

Filaria Bancrofti.

Syn. : *Filaire du sang.*

Cette filaire, qui s'observe communément en Orient et en Amérique, est un des parasites les plus redoutables de l'homme. C'est la forme adulte du parasite dont les embryons étaient autrefois désignés sous le nom de Filaria nocturna. (Voir Fig. 15.)

Son lieu d'élection est dans les vaisseaux lymphatiques en amont des ganglions, son volume cependant minime l'empêchant de progresser en aval. Le mâle (8 centim. de longueur) vit côte à côte avec la femelle (12 à 15 centim. de longueur). Par suite de l'obstruction des vaisseaux, il résulte différents troubles de la circulation lymphatique, qui suivant les cas pourront

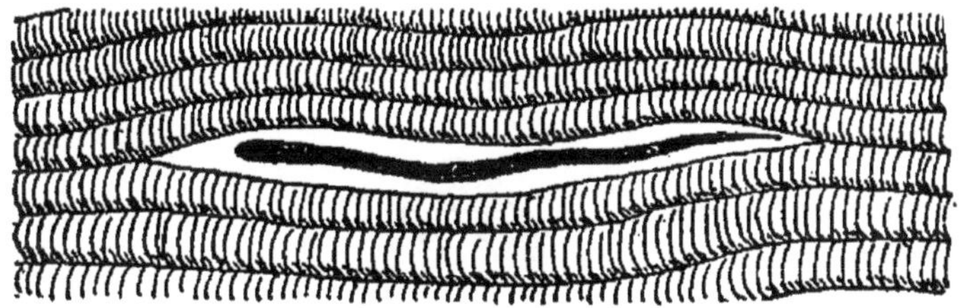

Fig. 15. — Embryon filaire dans les muscles thoraciques du moustique (d'après Mauson).

constituer de l'hématochylurie ou de l'éléphantiasis des Arabes. Comme son nom l'indique, l'hématochylurie consiste dans l'émission d'urines à la fois sanglantes et chyleuses.

L'éléphantiasis (1) consiste dans l'hypertrophie de certains tissus, en particulier de ceux du scrotum et de la verge. Cette hypertrophie

(1) Il importe de ne pas confondre l'éléphantiasis des Arabes avec l'éléphantiasis des Grecs qui n'est autre chose qu'une variété de lèpre.

atteint parfois des dimensions si considérables qu'on a vu des malades s'asseoir sur leur tumeur comme sur un escabeau. On cite même le cas d'un Chinois qui transportait ses parties dans une brouette.

Les embryons de la filaria bancrofti mis en liberté par la femelle du parasite qui est vivipare, suivent le courant lymphatique et pénè-

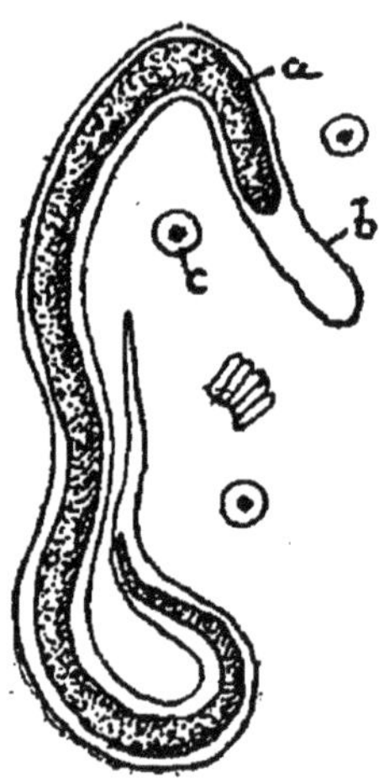

FIG. 16. — Embryon de filaire du sang, d'après J. Guiart.

trent dans le torrent circulatoire. Chose curieuse et encore inexpliquée on ne les rencontre dans le sang de l'individu infecté que lorsque celui-ci est à l'état de repos, c'est-à-dire le plus souvent pendant la nuit.

Supposons maintenant qu'un moustique du genre culex vienne piquer un individu atteint de filariose. Les embryons, ingérés par l'insecte, émigrent dans les muscles du thorax et de là à la partie antérieure de la tête. Si le moustique ainsi infesté pique un individu sain, il déposera dans la petite plaie qu'il aura produite des embryons de filaire qui pénétreront dans les voies lymphatiques et une fois fixés dans leur lieu d'élection reproduiront la maladie.

Filaire de Médine.

Syn. : *Dragonneau.*

La filaire de Médine est connue depuis la plus haute antiquité puisque Moïse semble l'avoir observée. (Voir Fig. 14.)

La filaire à l'état adulte est un ver grisâtre de 0 m. 60 à 1 mètre de long, très extensible, large d'un demi-millimètre, ressemblant à une corde de violon.

L'extrémité antérieure est munie d'une bouche entourée de six papilles formant ce que l'on appelle l'écusson céphalique. Le tube digestif peu développé est refoulé à la périphérie par l'utérus bourré d'embryons.

La filaire émigre de préférence sous la peau des pieds et des jambes. Elle s'observe très rarement en Europe et dans l'Amérique du Sud. Elle existe à l'état endémique sur les côtes de Guinée, en Abyssinie : elle était inconnue en Egypte jusqu'en 1820, époque où Méhémet-Ali fit une expédition dans le Senaar d'où il rapporta le parasite. En Asie on observe le parasite au Turkestan et dans tout le Sud, depuis Médine jusqu'au Gange.

Le mode d'évolution et de propagation a été mis en lumière par Fedchenko. Le Cyclope, petit crustacé copépode qui pullule dans les eaux, sert d'hôte à l'embryon de la filaire. Cet embryon, long de $0^{m},5$ environ, muni à son extrémité antérieure d'une bouche, très effilé à son extrémité postérieure, se fixe aux pattes du Copépode et pénètre ensuite en perçant les téguments dans sa cavité générale.

Là, l'embryon mue, passe à l'état larvaire, puis se développe. Le Cyclope, à cause de sa petite taille, est facilement avalé avec les eaux de boisson. Il est digéré dans l'intestin de l'homme et met en liberté les jeunes filaires. Celles-ci émigrent dans le tissu conjonctif, s'accouplent. Le mâle meurt bientôt et la femelle bourrée d'embryons se loge sous les téguments.

Là, le dragonneau occasionne l'affection connue sous le nom de dracontiase (1). La peau s'empâte, rougit, devient douloureuse, s'ulcère. Au fond de la plaie, on peut alors apercevoir la filaire, pelottée, « ressemblant à un nerf. »

L'extraction du parasite s'obtient en enroulant le ver sur un morceau de bois et en tirant doucement. Il faut éviter toutefois de le rompre, car on peut déterminer une infection rapidement mortelle, résultant de l'action d'une leucomaïne, renfermée dans le liquide laiteux au sein duquel nagent les embryons. (Blanchard.)

(1) On a trouvé le Cyclope en Algérie où jusqu'ici le dragonneau n'a jamais été observé. Le fait est intéressant à constater car la présence du crustacé est une menace pour notre colonie.

Filaria loa.

C'est un parasite rare et peu connu qui se loge entre la conjonctive et le globe oculaire. On l'a vu émigrer sous la peau et atteindre l'œil voisin. On l'observe à l'état endémique sur la côte occidentale d'Afrique.

La filaria loa est longue de 30 à 40 millimètres. Elle est probablement introduite dans l'organisme à l'état de larve avec les eaux de boisson.

CHAPITRE III

Acariens.

(Embranchement des Arthropodes, classe des Arachnides.)

Les Acariens fort répandus dans la nature, sont des animaux pour la plupart de taille exiguë, munis d'un rostre à leur extrémité buccale et constitués par un céphalothorax et un abdomen confondus et sans segmentation apparente. La respiration est trachéenne ou cutanée. Les types les plus élevés ont quatre paires de pattes et une respiration trachéenne (Ixodes). Les types inférieurs ont ces organes très simplifiés et une respiration cutanée (Demodex). Les sexes sont séparés.

De l'œuf éclot une larve distincte de l'adulte en ce qu'elle possède seulement trois paires de pattes. Ce n'est qu'après des mues successives qu'elle acquiert sa forme définitive.

Nous étudierons :

1° Le Demodex folliculorum ;

2° Le Sarcoptes scabiei :

3° Le Tyroglyphus siro ;

4° L'Ixodes ricinus ;

5° L'Hyalomma Egyptium ;

6° Les Carrapates :

7° Les Argas ;

8° Le Trombidium holosoriceum

9° Les linguatules.

Demodex folliculorum.

Ce petit acarien vermiforme, de quelques dixièmes de millimètres de long, occupe les conduits des glandes sébacées du nez, du front et des joues chez l'homme et en particulier chez les sujets à peau grasse et luisante. Ne déterminant aucune espèce de trouble, le Demodex peut cependant à cause de sa multiplicité être une cause d'irritation et d'inflammation consécutive des glandes sébacées. Leur propagation se fait par contact et par le baiser (Blanchard). Ils apparaissent sous forme d'un petit point noir (comedon) et s'extirpent facilement avec la pointe d'une aiguille ou par pression. Des lavages à l'eau très chaude, l'usage des lotions soufflées et excitantes auront facilement raison du demodex.

Sarcoptes scabiei.

Cet acarien détermine chez l'homme la dermatose connue sous le nom de gale. Il existe plusieurs variétés de gale : la gale du chien, la gale du cheval, la gale du lapin. Celles-ci sont causées par des acariens différents du Sarcoptes scabiei.

A peine visible à l'œil nu, le Sarcoptes est ovoïde, à face supérieure convexe, hérissée de poils arqués, à face ventrale plane, munie comme celle des acariens en général de quatre paires de pattes ambulatoires. Chez le mâle les pattes de la troisième paire portent une longue soie. Chez la femelle, les deux paires de pattes antérieures se terminent par des ventouses, les deux paires de pattes postérieures par des soies.

L'extrémité buccale est surmontée d'un rostre conique, un peu aplati, légèrement incliné en bas. (Voir Fig. 17 et 18.)

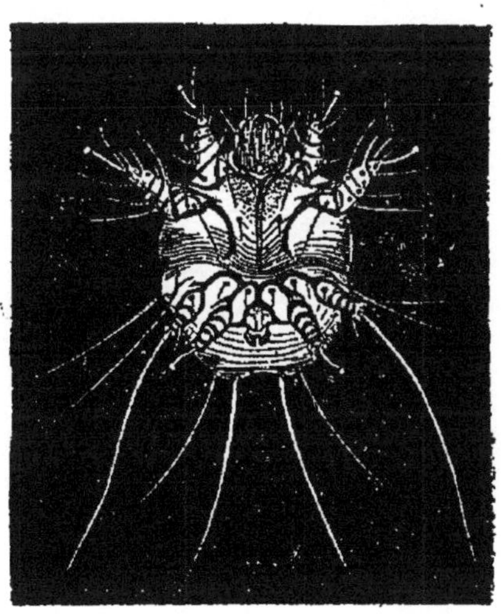

Fig. 17. — Sarcoptes scabiei mâle.

Les organes internes du Sarcoptes sont rudimentaires : la respiration est cutanée comme chez le Demodex.

Par quel mécanisme se fait l'infection ?

La femelle se creuse une galerie dans la profondeur de l'épiderme : le mâle la suit. Bientôt a lieu l'accouplement. Ensuite le mâle se creuse

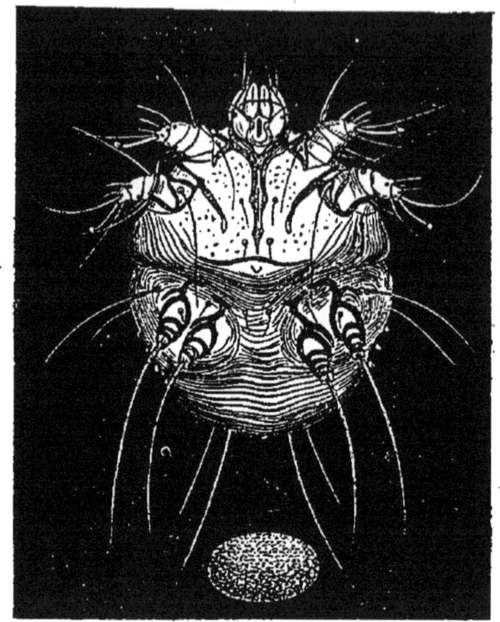

Fig. 18. — Sarcoptes scabiei femelle.

latéralement une galerie et meurt. La femelle, continuant à s'enfoncer sème ses œufs derrière elle.

Les œufs, au nombre d'une trentaine environ, se développent rapidement et donnent naissance à autant de larves hexapodes qui, à la suite de mues successives, deviendront des Sarcoptes sexués. Ceux-ci sortiront alors de la galerie et erreront à la surface de la peau.

La gale se développe chez les gens qui ont été en contact prolongé et surtout nocturne avec des galeux. Les sillons, les vésicules et les bulles sont les trois lésions principales dues au sarcopte.

Le sillon est une petite galerie de quelques millimètres de longueur que l'acare femelle se creuse dans la couche cornée de l'épiderme. A la loupe on remarque sur ce sillon des points noirâtres qui sont les œufs du parasite et à l'extrémité un point brillant: c'est le Sarcopte.

Les vésicules, remplies d'un liquide clair, ressemblent beaucoup par leur aspect extérieur aux vésicules de dysidrose. Elles siègent dans les espaces interdigitaux, à la face antérieure du poignet, aux aisselles, au nombril, à la partie supéro-interne des cuisses, sur la verge chez l'homme, sur l'aréole du mamelon chez la femme.

Les bulles, extension des lésions précédentes, occupent les mêmes régions. Cette localisation jointe aux démangeaisons nocturnes aidera à faire le diagnostic.

Le meilleur traitement pour se débarrasser du parasite consiste à se frictionner énergiquement avec du savon mou de potasse, à prendre ensuite un grand bain que l'on fera suivre d'une frotte avec la pommade d'Helmereich.

Axonge.................	300 gr.
Soufre..................	50 —
S-Carbonate de potasse...	25 —

On a encore employé le savon de Marseille, le pétrole, le baume du Pérou.

En tout cas le traitement doit être suivi de la désinfection rigoureuse des vêtements et des objets de couchage.

Tyroglyphus siro.

Acarien qui vit dans le fromage et la vanille. Son action sur le tube digestif est mal élucidée. Pour quelques auteurs, il causerait le vanillisme, affection papuleuse avec prurit intense.

Ixodes ricinus.

Syn. : *Tique du chien.*

Cet animal, parasite fréquent du chien et surtout du chien de chasse, se fixe aux téguments à l'aide de son rostre et se gorge du sang de son hôte. Il atteint alors des dimensions assez considérables et offre une grande similitude de volume et d'aspect avec une graine de ricin. (Voir Fig. 19.) On a constaté maintes fois le pas-

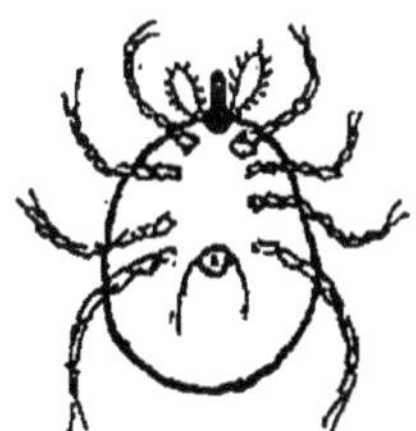

Fig. 19. — Ixodes ricinus.

sage de ce parasite aux gens de la campagne peu soigneux. Le professeur Blanchard cite le cas d'un ixode ayant complètement pénétré sous la peau sans qu'on pût découvrir par où il était passé.

Il faut éviter d'arracher avec force l'Acarien dont le rostre peut se briser et rester dans la plaie. Quelques gouttes d'eau phéniquée, de benzine ou d'essence de térébenthine feront plus commodément lâcher prise à cet hôte désagréable.

Dans ces derniers temps, on a reconnu que la tique était l'agent de transmission de la fièvre du Texas.

Cette maladie qui ne se rencontre que chez le bœuf est caractérisée par de la fièvre, de l'hématurie et une diminution des globules rouges. Elle est due à un parasite vivant à l'intérieur des hématies qu'il détruit, *Pyroplasma bigeminum*. Lignères d'Alfort a démontré que le Pyroplasma bigeminum était propagé par la tique.

La fièvre du Texas, rare en Europe, se rencontre surtout en Amérique.

Hyalomma Egyptium.

Ce parasite voisin de l'Ixodes ricinus s'attaque au bœuf, au chien et quelquefois à l'homme. Sa piqûre détermine une inflammation assez vive. On le rencontre dans le Nord de l'Afrique et le Sud de l'Europe.

Carrapates.

Les Carrapates sont des parasites de l'Amérique tropicale encore peu connus au point de vue naturel. Ils ont un rostre puissant à l'aide duquel ils se fixent sur les téguments.

Argas.

Trois d'entre eux méritent de fixer l'attention : l'Argas persicus, l'Argas Tholozani, l'Argas reflexus.

L'Argas persicus ou punaise de Perse, l'Argas Tholozani ou punaise des moutons vivent en Perse. Ils ont été étudiés par Tholozan, médecin du Schah. Tous les deux se rapprochent de nos ixodes par leur organisation et par les accidents qu'ils occasionnent.

L'Argas reflexus vit dans les pigeonniers. Parasite de l'homme quelquefois, il cause des démangeaisons et suce le sang, une fois gorgé il tombe et peut rester des années sans mouvement.

Trombidium holosoriceum.

Le Trombidium holosoriceum est un acarien

d'un beau rouge taché de noir. Il vit communément dans les jardins. Sa larve est le Leptus automnalis, vulgairement appelée rouget ou aoûtat. Le rouget se loge dans les conduits excréteurs des glandes sudoripares et provoque des démangeaisons que tous ceux qui ont parcouru un pré ou un jardin ne sont pas sans connaître.

Linguatules.

Syn. : *Pentastomes.*

Les linguatules représentent selon les uns, une forme helminthoïde des crustacés, selon les autres, ce sont des Arachnides dégradés par le parasitisme. Le corps aplati, triangulaire, à grosse extrémité dirigée en avant, a ses bords hérissés de saillies épineuses. Sa longueur est de 5 à 6 millimètres, sa largeur double.

S'il faut en croire Leuckart, la Linguatule représente l'état larvaire de la Linguatula rhinaria, parasite des sinus frontaux des canidés. Chez l'homme, on a trouvé des Linguatules dans les divers viscères. On est mal fixé sur les accidents qu'elles provoquent.

CHAPITRE IV

Insectes.

(Embranchement des Arthropodes.)

Les Insectes parasites appartiennent tous aux Hémiptères et aux Diptères.

Section I. — Hémiptères.

Chez ces insectes, les organes buccaux sont constitués par un suçoir filiforme, droit et raide, appliqué sous le corps pendant le repos. Ils ont deux paires d'ailes, la supérieure étant membraneuse ou bien mi-membraneuse, mi-cornée. Les ailes disparaissent chez les Hémiptères dégradés par le parasitisme. Les métamorphoses sont incomplètes.

PRINCIPAUX HÉMIPTÈRES PARASITES

Acanthia lectularia. — C'est la vulgaire punaise des lits. On l'a accusée de transporter le bacille de la tuberculose et de l'inoculer par sa piqûre.

Poux. — Ces parasites n'ont pas de métamorphoses. L'abdomen est peu distinct du thorax : celui-ci supporte les mandibules et le rostre.

Les poux sont remarquables par leur fécondité. Leurs œufs ou lentes sont couverts d'une substance glutineuse qui les retient fixés aux poils.

Trois séries de poux attaquent l'homme :

1° Le pédiculus capitis long de 1 mm. 1/2 environ, large de 1/2 millimètre. On le reconnaît à son étroitesse, à sa couleur grisâtre et aux taches

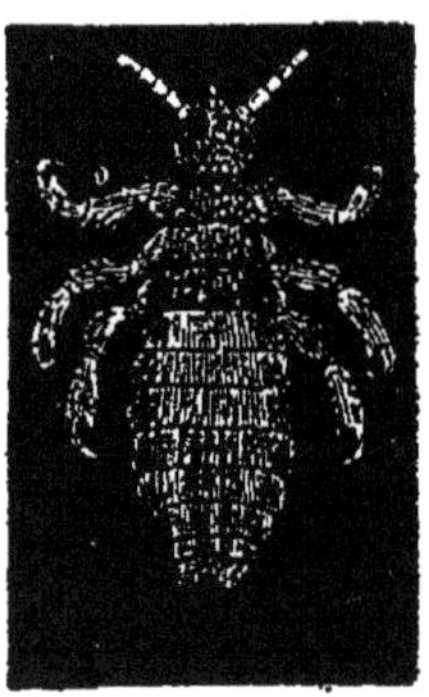

Fig. 20. — Pediculus capitis mâle.

noires dont son corps est bordé. Fréquent chez les enfants, le pédiculus capitis détermine souvent chez eux de l'Impetigo du cuir chevelu. (Voir Fig. 20 et 21.)

2° Le pédiculus vestimenti se rencontre chez

les gens malpropres. Il habite les vêtements en contact direct avec la peau et dépose ses œufs dans leur tissu. Il est plus volumineux que le pediculus capitis. Il détermine des démangeaisons violentes particulièrement à la nuque et à

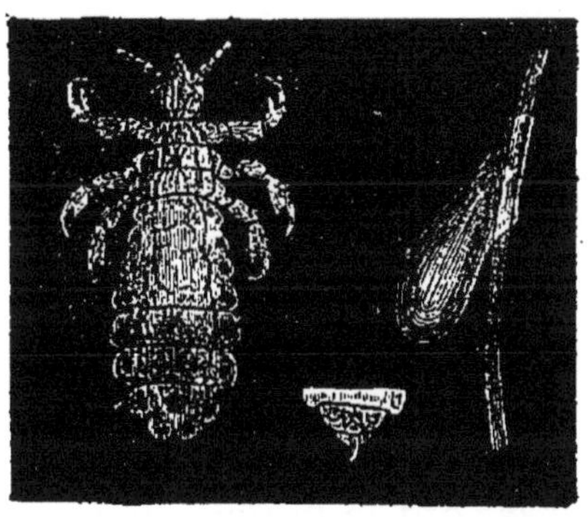

Fig. 21. — Pediculus capitis femelle.

la ceinture. Dans les cas de phtiriase ancienne, la peau prend une couleur brune analogue à celle de la maladie d'Addison (maladie des vagabonds).

3o Le phtirius inguinalis ou morpion ,est de couleur gris-clair et de forme arrondie. Il habite le pubis, mais on peut le rencontrer dans d'autres régions pileuses, excepté cependant sur le cuir chevelu.

Selon Gaucher la contagion ne se ferait que par le coït : on admet cependant qu'elle peut se faire autrement.

Le morpion détermine des démangeaisons vives, surtout nocturnes. Quelquefois il produit sur le pubis et à la partie supéro-interne des cuisses des taches de coloration bleuâtre que l'on croyait jadis spécifiques de la fièvre typhoïde. Duguet a fait justice de cette erreur en montrant quelle était leur véritable étiologie.

Section II. — **Diptères.**

Les Diptères ont la bouche disposée en suçoir. Ils n'ont qu'une paire d'ailes transparentes et membraneuses. Les Diptères sont parasites à l'état adulte et à l'état larvaire. Selon que les larves vivent sur le tégument ou dans les cavités naturelles de leur hôte, on les divise en larves cuticoles et en larves cavicoles.

PRINCIPAUX DIPTÈRES PARASITES

Sarcopsylla penetrans. — Vulgairement appelé chique. Grâce au rostre puissant dont elle est pourvue, la femelle une fois fécondée, perfore la peau et pénètre sous l'épiderme. Là elle se développe, grossit jusqu'au jour où l'épiderme trop distendu éclate. La femelle reprend alors sa liberté et effectue sa ponte.

La chique cause des accidents variés. Signalons les abcès, la gangrène, l'érysipèle.

Cet insecte vit surtout dans l'Amérique intertropicale mais il tend à devenir cosmopolite. Inconnu en Afrique il y a 30 ans, il y occupe maintenant une place considérable. Récemment on l'a signalé en Chine.

Pulex irritans, — Parasite fort commun, la Puce dépose ses œufs dans les rainures des planchers. Sa piqûre donne lieu à une vive démangeaison et détermine une tache ecchymotique qui, chez certains sujets, prend la forme d'une plaque d'urticaire. (Voir Fig. 22.)

Hypoderma diana. — La larve vit sur le cerf et le chevreuil. Exceptionnellement on l'a trouvée chez l'homme en Scandinavie et en Allemagne.

Dermatobia noxialis. — La larve est connue sous le nom de ver macaque de la Guyane. On la rencontre dans toute l'Amérique intertropicale souvent avec la larve de Dermatobia Cyaniventris.

Ochromia anthropophaga. — Il est répandu au sud du Sénégal. La larve est le ver du Cayor qui s'introduit sous la peau et détermine une sorte de furoncle.

Lucilia macellaria ou lucilie hominivore. — Cet insecte redoutable s'observe dans toute l'Amérique intertropicale. Il dépose ses œufs

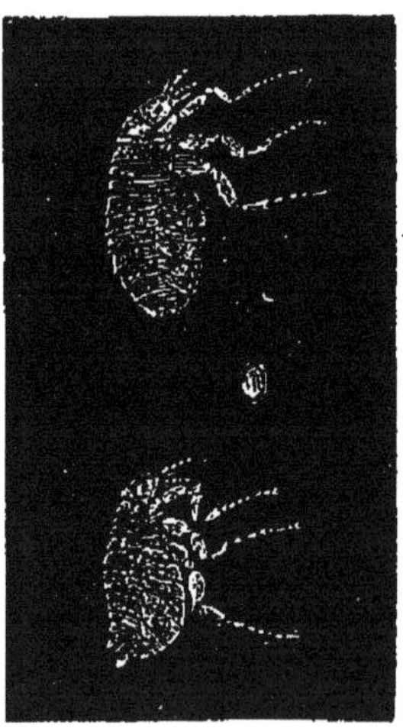

Fig. 22. — Pulex irritans.

dans les fosses nasales des ivrognes et des ozéneux pendant leur sommeil. Les œufs éclosent rapidement et donnent naissance à des larves. Celles-ci, grâce à leurs crochets buccaux, perforent la pituitaire, pénètrent dans les sinus frontaux et causent des désordres mortels.

Sarcophaga magnifica. — Se comporte comme le précédent. On le trouve dans l'Europe Orientale, en Russie et en Roumanie.

Sarcophaga carnaria. — Dépose ses œufs sur la viande.

Les Gastrophyllus. — Sont surtout parasites des Perissodactyles (cheval) dans le tube digestif desquels ils passent leur état larvaire. On ne sait pas si les gastrophyllus peuvent être parasites de l'homme.

Glossina morsitans ou Tsé-Isé. — Vit en Afrique dans la région du Zambèze.

Elle inocule par sa piqûre un flagelle du genre Tripanosoma.

Le Tripanosoma est mortel pour le cheval (celui-ci le transmet par le coït) ; il est inoffensif pour l'homme chez lequel il ne se développe pas.

Musca domestica. — Uffelmann a montré que la mouche était l'agent de transmission du choléra. Récemment, Ottoward de New-York a accusé la mouche de transmettre aussi la fièvre typhoïde.

Tabanus bromius. — Vulgairement appelé taon. Attaque les chevaux et pique parfois l'homme.

Hematopota fluvialis. — On la trouve l'été au bord des eaux courantes où elle voltige en troupe. Elle pique l'homme. Peut-être lui inocule-t-elle quelque maladie ?

Les moustiques.

Avant de terminer ce chapitre des diptères nous devons dire un mot des moustiques et du rôle que ces insectes jouent dans l'étiologie de certaines maladies.

Jusqu'en ces dernières années, on ne soupçonnait pas en médecine l'importance des moustiques. Les travaux de Manson, de Grassi, de Raph. Blanchard ont montré que le moustique était pour l'homme un ennemi redoutable qu'il fallait pourchasser et détruire.

Trois moustiques sont particulièrement dangereux.

L'*Anopheles claviger*, agent de transmission

du paludisme. On le rencontre dans le monde entier.

Le *Culex pipiens*. C'est le cousin vulgaire. A peu près inoffensif dans nos pays, le *Culex pipiens* serait, sous les tropiques, l'agent de transmission de la filariose.

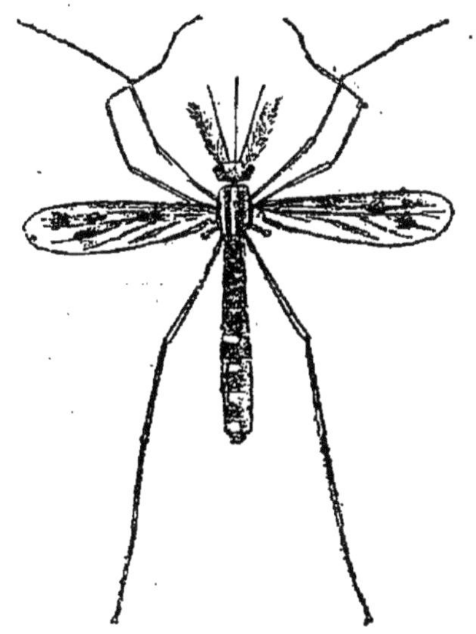

Fig. 23. — Anopheles claviger.

Le *Culex mosquito*, qui vit dans les pays intertropicaux. Selon Finlay, nous lui sommes redevables de la contagion de la fièvre jaune qui d'après d'autres auteurs peut être transmise par n'importe quel moustique.

Ajoutons que seules les femelles de moustiques piquent l'homme. Les mâles sont donc inoffensifs.

Il est de la plus grande importance dans nos pays de savoir différencier un Anopheles d'un Culex. Aussi, allons-nous en indiquer rapidement les caractères distinctifs :

Si le moustique est posé sur un mur vertical, on peut a priori, d'après son attitude, dire à quel genre il appartient. L'Anopheles, en effet, tient son corps perpendiculairement au mur: le Culex au contraire le place parallèlement. (Voir Fig. 24.)

Mais il existe des caractères plus nets tirés de la morphologie extérieure.

Si nous observons une tête de moustique, on constate, fixées à la partie dorsale, une paire d'antennes longues, délicates et très poilues chez le mâle. A l'extrémité de la tête, se trouve la trompe grâce à laquelle le moustique pourra pomper le sang de sa victime. De chaque côté de la trompe on trouve les palpes maxillaires, organes très probablement sensoriels.(V.Fig.25.)

Ces faits étant connus, il importe de savoir

que chez l'Anopheles, les palpes sont aussi longs que la trompe tandis que chez le Culex ces palpes sont très courts ; « si donc vous êtes

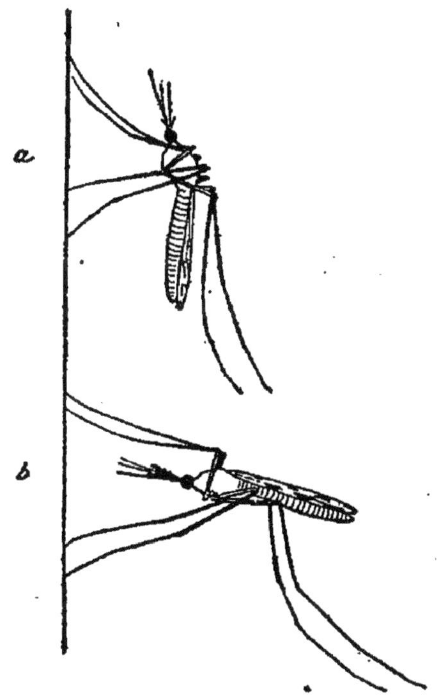

Fig. 24. — Moustiques. — *a* : Culex. *b* : Anopheles. D'après Guiart.

piqué par un moustique dont la trompe est unique, vous avez affaire à un Anopheles. » (Guiart.)

Quant à savoir si le moustique est mâle ou femelle, il suffit de regarder les antennes et les palpes maxillaires. S'ils sont longs et plumeux c'est un mâle. S'ils sont au contraire courts et peu fournis, c'est une femelle. (Voir Fig. 26.)

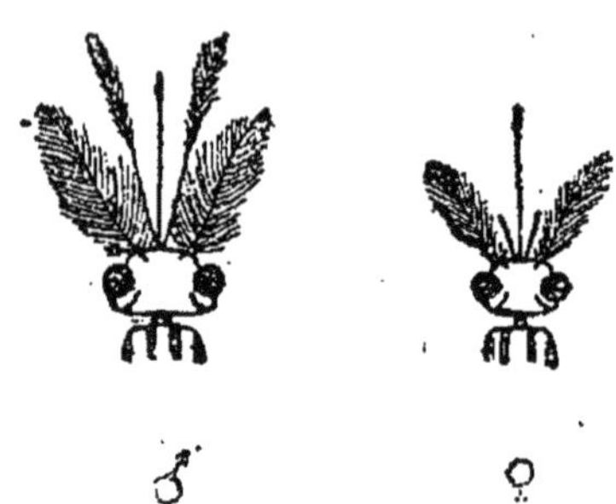

FIG. 25. — Culex pipiens mâle et femelle.

Pendant le jour, les moustiques restent confinés dans les endroits obscurs. Aussi ne les rencontre-t-on que la nuit.

Les moustiques en volant s'élèvent peu au-

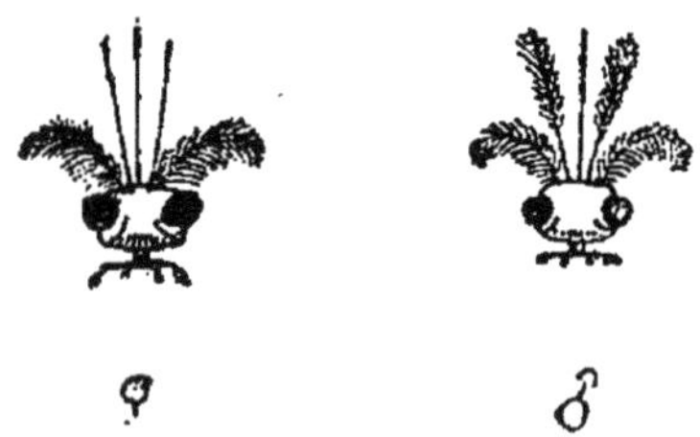

FG. 26. — Anopheles claviger mâle et femelle.

dessus du sol. Ceci nous explique comment un léger pli de terrain, un bois, une construction suffisent à arrêter la diffusion du germe palustre ou celui de la fièvre jaune.

D'après ce que nous venons de dire, le bon sens indique que pour se préserver des maladies inoculables par les moustiques, il suffit simplement d'éviter la piqûre de ces insectes. Mais comment? En premier lieu il y a les moustiquaires ; puis les toiles métalliques avec lesquelles on garnit les fenêtres des habitations dans les pays chauds dans le but d'éviter, la nuit, l'invasion des moustiques ; enfin les substances aromatiques avec lesquelles on se frotte la peau et dont l'odeur chasse le moustique.

Ces différents moyens sont illusoires. Le seul pratique c'est de répandre de temps à autre une mince couche d'huile de pétrole à la surface des eaux dormantes. Les femelles des moustiques pondent en effet leurs œufs au bord de ces eaux. En agissant ainsi on détruira certainement leurs larves (1).

(1) Pour la rédaction de cet article nous avons eu recours à l'excellent travail de Guiart paru en novembre 1900 dans les *Annales d'Hygiène*. Nous ne saurions trop engager le lecteur à y recourir, s'il veut avoir des renseignents plus complets sur le rôle des moustiques en médecine.

TABLE DES MATIÈRES

Imprimerie F. Deverdun, Buzançais (Indre).

BUZANÇAIS (INDRE). IMPRIMERIE F. DEVERDUN.

www.ingramcontent.com/pod-product-compliance
Ingram Content Group UK Ltd.
Pitfield, Milton Keynes, MK11 3LW, UK
UKHW021211220726
13924UKWH00003B/1456